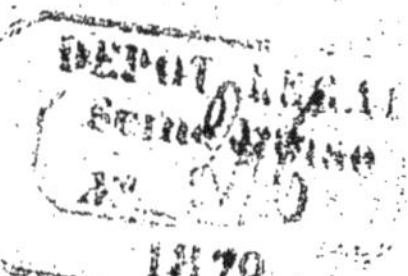

PUBLICATIONS DU *PROGRÈS MÉDICAL*

DES

ABCÈS DOULOUREUX

DES OS

PAR

LE Dr ET. GOLAY

Ancien interne et lauréat des hôpitaux de Paris,
Ancien interne de la Maternité. (Annexe de l'hôpital Cochin),
et de l'hôpital des Enfants malades. (Sainte-Eugénie).
Membre de la Société anatomique,
Médailles de bronze de l'Assistance publique.

PARIS

Aux bureaux du PROGRÈS MÉDICAL
6, rue des Ecoles, 6.

V.A. DELAHAYE & Ce, Libraires-Editeurs
Place de l'École-de-Médecine.

1879

DES

ABCÈS DOULOUREUX DES OS

PUBLICATIONS DU *PROGRÈS MÉDICAL*

DES ABCÈS DOULOUREUX DES OS

PAR

LE Dr ET. GOLAY

Ancien interne et lauréat des hôpitaux de Paris,
Ancien interne de la Maternité. (Annexe de l'hôpital Cochin),
et de l'hôpital des Enfants malades. (Sainte-Eugénie).
Membre de la Société anatomique,
Médailles de bronze de l'Assistance publique.

PARIS

Aux bureaux du PROGRÈS MÉDICAL
6, rue des Écoles, 6.

V.A. DELAHAYE & Cie, Libraires-Editeurs
Place de l'École-de-Médecine.

1879

DES

ABCÈS DOULOUREUX DES OS

AVANT-PROPOS.

Dans le cours de l'année 1877, ayant l'honneur d'être l'interne de M. le docteur S. Duplay, et, plus récemment encore, dans quelques visites que nous fîmes à l'hôpital Saint-Louis, nous avons eu l'occasion d'observer un certain nombre de malades, qui, tous encore jeunes et presque aux limites de l'adolescence, souffraient depuis plusieurs années, à des degrés divers, de douleurs vives, exacerbantes, au niveau d'une extrémité osseuse augmentée de volume.

Ces douleurs, comme la tuméfaction qui en était le siége, étaient, dans tous les cas, survenues progressivement. Les malades racontaient qu'ils les avaient ressenties au début, d'une manière intermittente, qu'elles disparaissaient même parfois complétement, pendant plusieurs semaines, pour ne revenir que sous l'influence d'une marche un peu forte et de la fatigue ; mais que, peu à peu, les intervalles de calme avaient diminué ; puis que les souffrances étaient devenues continues, ou avaient fini par présenter des exacerbations à tel point douloureuses, que, ne pouvant plus se livrer qu'à de rares moments, à une occupation sérieuse, ils se voyaient obligés de réclamer l'assistance d'un chirurgien pour être débarrassés d'une affection qui, jusqu'alors, avait résisté à tous les moyens médicaux dirigés contre elle.

A quelle forme d'ostéite répondent ces symptômes tout spéciaux ? Au moment où parut l'excellente thèse de M. Ed. Cruveilhier (1), on aurait répondu qu'il s'agissait évidemment d'un abcès douloureux épiphysaire, car jusqu'alors on n'avait noté le même ensemble de phénomènes dans aucune autre affection osseuse. Actuellement, il n'en est plus ainsi, car depuis les faits publiés par M. Ed. Cruveilhier, de nouveaux travaux ont été produits, la trépanation est entrée plus avant dans le domaine de la pratique, et l'on n'a pas tardé à s'apercevoir que l'ensemble symptomatologique décrit plus haut n'appartenait pas exclusivement à l'existence d'une collection purulente intra-osseuse, que le même gonflement d'une extrémité d'un os long, les mêmes douleurs intolérables, la même symptomatologie en un mot, peuvent être l'apanage d'une autre forme d'ostéite chronique, ostéite sans abcès, que quelques auteurs et en particulier M. Gosselin, en raison du symptôme douleur qui domine également tous les autres, ont désignée sous le nom d'*ostéite à forme névralgique*.

L'identité de symptômes est, en effet, telle, entre l'abcès des os et cette *ostéite douloureuse chronique*, comme nous l'appellerons désormais, que ces deux af-

(1) Cruveilhier (Ed.). — *Sur une forme spéciale d'Abcès des Os ou Abcès douloureux des épiphyses*. Thèse de Paris, 1865.

fections sont, à tout instant, confondues au lit du malade. Les observations en font foi, car il n'est pour ainsi dire pas un cas d'ostéite à forme douloureuse qui n'ait été pris pour un abcès intra-osseux et qui n'ait été l'ojet d'une trépanation, dans le but de donner issue à la collection purulente qu'on supposait exister dans l'épaisseur de l'os. Nous verrons que la même analogie se poursuit jusque dans le traitement, et que ces deux variétés d'inflammation osseuse, l'une comme l'autre, ne peuvent être guéries d'une manière radicale que par la trépanation ou l'évidement de l'os malade.

C'est cette identité de symptômes et de résultats thérapeutiques qui nous a engagé à réunir, dans une même description, l'ostéite douloureuse chronique sans abcès et les véritables collections purulentes intra-osseuses, affections jusqu'alors décrites séparément par les auteurs. Nous aurons cependant soin, soit dans le cours de notre travail, soit au chapitre du diagnostic, d'indiquer sur quelles présomptions on pourra, peut-être dans quelques cas, distinguer au lit du malade ces deux formes d'inflammation osseuse.

Nous ne voulons pas commencer notre travail sans adresser nos remerciements et le témoignage de notre reconnaissance à notre bienveillant et très-honoré maître M. S. Duplay, pour les observations qu'il a mises à notre disposition avec son obligeance habituelle et pour les utiles connaissances que nous avons puisées à son enseignement.

CHAPITRE PREMIER.

Nomenclature et succession des formes.

En me fondant sur l'anatomie et la physiologie pathologiques, je crois qu'on peut, jusqu'à plus ample informé, envisager comme suit la succession des phénomènes et admettre théoriquement quatre périodes dans l'évolution des abcès douloureux des os.

I. — Une *première période*, à laquelle nous rattacherons la forme d'ostéite chronique sans cavités purulentes que nous avons signalée plus haut. Mais, disons-le de suite, bien loin de nous est la pensée de vouloir affirmer qu'il en est réellement ainsi, et que l'ostéite douloureuse chronique doive tendre inévitablement à la suppuration circonscrite de l'os atteint. Ce que nous voulons seulement indiquer par la place que nous assignons à cette forme d'inflammation osseuse, c'est qu'en raison des difficultés qui existent en clinique dans son diagnostic avec les véritables collections purulentes intra-osseuses, elle peut être théoriquement considérée comme le point de départ des abcès des os. Cette hypothèse nous paraît d'autant plus raisonnable que l'ostéite douloureuse chronique, anatomiquement caractérisée, comme on le sait, par les lésions simples de l'ostéite condensante et de l'ostéite raréfiante, peut devenir en certains points raréfiante à un degré suffisant, pour donner lieu à de véritables vacuoles remplies de bourgeons charnus (tissu médullaire en prolifération).

Si nous avons changé la dénomination d'ostéite à forme

névralgique, attachée par M. Gosselin à cette forme d'inflammation osseuse, pour celle d'*ostéite douloureuse chronique*, c'est qu'il nous a paru que les douleurs qui accompagnent cette affection sont loin de présenter toujours les caractères propres aux névralgies, et que là, comme dans les cas d'abcès des os, il s'agit, dans la plupart des cas, d'une douleur vive, térébrante, souvent atroce, limitée au siége du mal et ne s'irradiant que rarement dans les parties voisines.

II. — Une *seconde période*, dans laquelle l'abcès intra-osseux est complétement formé et constitue une lésion limitée, nettement circonscrite et qu'il faut bien se garder de confondre avec les suppurations diffuses.

Au point de vue anatomique, on peut, d'après M. Perret (1), distinguer deux cas : « Ou bien l'abcès est récent, et alors on trouve ses parois tapissées par des bourgeons mous et rouges au centre, gris ou jaunâtres à leur surface libre qui se résout en liquide purulent ; ou bien, la collection purulente est déjà ancienne, et la partie profonde de ces bourgeons a eu le temps de constituer une nappe étalée, sorte de membrane pyogénique de teinte grisâtre à consistance ferme, composée de tissu conjonctif à divers degrés d'évolution suivant son ancienneté et sa proximité du foyer ; La surface libre de cette couche de tissu inflammatoire est plate ou veloutée, selon qu'elle a perdu ou qu'elle conserve encore des bourgeons sécrétants ».

Si nous n'avons pas cru devoir conserver la dénomination d'*abcès douloureux des épiphyses* qui a été attachée par M. Ed. Cruveilhier aux collections purulentes circonscrites des os, c'est que nous pensons qu'il y a toujours désavantage à détourner les mots de leur véritable signification. M. Ed. Cruveilhier considère comme épiphyses toute la partie renflée et terminale des os, tandis que l'anatomie enseigne que les épiphyses ne sont constituées,

(1) Perret. — Thèse de Paris, 1876, p. 23.

dans le tibia, par exemple, que par le centimètre ou le centimètre et demi de tissu osseux le plus voisin des articulations. Les abcès des os se développent toujours dans la diaphyse. Il est vrai qu'ils affectent une préférence marquée pour les portions de cette diaphyse, qui sont les plus voisines du cartilage de conjugaison, mais, comme ils peuvent se rencontrer exceptionnellement en plein corps de l'os, nous préférons la dénomination plus vague, mais plus exacte, d'*abcès douloureux des os*, dénomination qui ne présume rien du siége de la collection purulente.

III. — Une *troisième période*, dans laquelle l'abcès, par suite de la longue durée de la maladie ou de circonstances spéciales survenues dans le cours de son évolution, s'est modifié et se présente avec des caractères anatomiques un peu différents de ceux qu'il présentait à une période moins éloignée de son début. Nous voulons parler des cas dans lesquels la cavité intra-osseuse, au lieu de renfermer du pus liquide et plus ou moins louable, est distendue par un liquide séreux ou séro-purulent ou se trouve simplement remplie par des fongosités.

Nous avons vainement cherché un terme général pour désigner cette classe de cavités intra-osseuses sans pus. Nous avions bien le terme de *faux abcès* qui a déjà été proposé, mais cette dénomination nous paraît établir peut-être une distinction trop tranchée entre ces cavités à contenu anormal et les véritables abcès qui renferment du pus liquide. Nous préférerions presque l'expression d'*abcès intra-osseux modifiés*, parce qu'elle laisse subsister l'idée qu'à un moment donné il s'agissait d'une véritable collection purulente.

Nous en distinguerons deux variétés :

a. — Abcès à contenu séreux.
b. — Abcès à contenu fongueux.

Cette dernière forme ne se distingue pas toujours facilement de certains cas d'ostéite douloureuse chronique dans lesquels, nous l'avons déjà dit, l'ostéite est, en un point circonscrit, à tel point raréfiante qu'elle donne lieu à des vacuoles remplies de fongosités. Il est, en effet, souvent difficile de savoir s'il n'a jamais existé de pus, ou si ce liquide a existé à un moment donné et s'est résorbé dans la suite.

IV. — Une *quatrième période*, caractérisée par l'ouverture spontanée de l'abcès à l'extérieur. Ces *abcès fistuleux* ne sont pas d'une observation très-fréquente, quoiqu'ils soient moins rares que ne le pensait M. Ed. Cruveilhier.

V. — On pourrait à la rigueur admettre une *cinquième période*, correspondant au retour progressif de l'os à son volume normal, une fois que l'abcès a été ouvert par la trépanation. Cette rétrocession du gonflement a été constatée dans plusieurs observations.

CHAPITRE II.

Historique.

Ostéite douloureuse chronique. — Le premier fait de ce genre appartient à Sir Benj. Brodie (obs. 1, voir nos tableaux, p. 136). Ce chirurgien croyant à l'existence d'une collection purulente dans l'épaisseur de l'humérus fit la trépanation de cet os. Il nous dit que « le tissu osseux » était si dur que le trépan avait de la peine à le perforer. » Il alla jusqu'au centre de l'os, il le transperça même » de part en part, mais ne put parvenir à rencontrer un » abcès ».

Stanley (obs. 2), en 1850, a publié un fait analogue, mais dans lequel il s'agissait du tibia. Stromeyer et Bryant (1) ont également observé deux cas dans lesquels une ostéite compliquée d'ostéopériostose provoqua les mêmes symptômes qu'un abcès des os et dans lesquels la trépanation fut suivie de la guérison de l'affection. Les observations de Michon, Maunder, Erichsen (obs. 3, 4, 5) appartiennent à la même catégorie.

Ces différents faits étaient épars dans la science; aucun chirurgien n'avait eu l'idée de donner une description complète de cette affection; tous les auteurs que nous venons de nommer s'étaient contentés de faire remarquer que, malgré l'erreur de diagnostic commise, la trépanation avait

---

(1) Stromeyer et Bryant; in *Pitha et Billroth*, t. II, chap. XXI, p. 241.

réussi à faire disparaître les douleurs dont souffrait le malade, comme s'il se fût agi d'un abcès des os.

M. Paul Naud (1), le premier, inspiré en cela par son maître M. le professeur Gosselin, étudia cette forme particulière d'inflammation osseuse et la décrivit, d'après les leçons cliniques du professeur de la Charité, sous le nom d'*ostéite à forme névralgique.*

En 1875, M. Gosselin lui-même, reprenant la question, en faisait l'objet d'une importante communication à l'Académie de médecine, dans la séance du 5 octobre 1875. Après l'exposé de six observations particulières, il arrivait dans son travail (2) aux conclusions suivantes :

« 1° Dans les os longs condensés par une ancienne ostéite » il peut exister des cavités qui ne sont pas des abcès et » des douleurs à forme névralgique qui ne tiennent pas à la » présence de ces cavités.

» 2° L'ostéite à forme névralgique peut même exister » sans cavité accidentelle, mais toujours dans un os hyper» trophié par une ancienne ostéite.

» 3° La trépanation peut être utile et est peu dangereuse » dans les cas d'hypérostose avec ostéo-névralgie ».

Nous verrons que les cavités intra-osseuses sans pus, dont il est question dans la première proposition, se rapprochent peut-être davantage des véritables abcès à contenu purulent que de l'ostéite à forme névralgique, à laquelle M. Gosselin les assimile.

Depuis le travail de cet éminent chirurgien, un certain nombre d'autres observations, la plupart dues à M. Ollier ont été publiées (obs. 9, 10, 11, 12, 14), et, grâce à l'obligeance de notre très-honoré maître M. Duplay, nous pouvons nous-mêmes en présenter deux inédites (obs. I, II ou 17, 18 du tableau).

(1) Naud (P.). — *D'une forme spéciale d'Ostéite ou Ostéite à forme névralgique.* Thèse de Paris, 1868, n° 136.

(2) Gosselin. — *Sur les Faux abcès des os longs et sur l'Ostéite à forme névralgique qui les accompagne ou les simule.* (*Bull. de l'Acad. de méd.*, Paris, 5 oct. 1875.)

Abcès douloureux des os. — Bien que les chirurgiens du siècle dernier aient appliqué le trépan sur des os longs dans le but de guérir diverses affections osseuses, les abcès des os semblent être restés complétement inconnus aux auteurs de cette époque. Cependant, au milieu des nombreuses observations qui nous ont été laissées, il s'en trouve très-vraisemblablement un certain nombre qui sont relatives à l'affection qui nous occupe. Mais si l'on réfléchit que les chirurgiens d'alors appliquaient des caustiques dans la cavité ouverte par le trépan, dans le but d'amener la mortification de ses parois, convaincus qu'ils étaient que les suppurations osseuses ne pouvaient être guéries qu'à la condition qu'on obtînt l'exfoliation du tissu osseux qui les entoure, on ne s'étonnera pas qu'ils aient invariablement confondu les abcès des os avec d'autres affections osseuses, et, en particulier, avec la carie et la nécrose.

C'est là ce qui explique pourquoi tous les auteurs modernes sont d'accord pour rapporter à Sir B. Brodie l'honneur d'avoir en quelque sorte découvert les abcès des os, d'avoir le premier indiqué les signes qui servent à les reconnaître et recommandé la trépanation comme le seul moyen de les guérir d'une manière radicale.

En face de ces assertions unanimes, nous croyons qu'il n'est pas sans intérêt de rappeler que bien avant Sir Benj. Brodie, un chirurgien français, David (1), dans un mémoire sur les abcès, mémoire couronné d'un prix double, avait, dès 1764, décrit les principaux symptômes qui caractérisent les abcès des os, et reconnaissait déjà que le meilleur traitement à leur appliquer est la trépanation. Pour convaincre le lecteur, nous ne pouvons mieux faire que de transcrire les propres expressions de David.

« Il est très-difficile d'annoncer l'existence d'un abcès » dans la substance d'un os, surtout lorsqu'il n'y a pas de » tumeur considérable à l'extérieur, et que ce sont les la-

(1) David. — *Mémoire sur les Abcès*; (Prix de l'Académie de Chirurgie, t. IV, 1re partie, p. 186, édition Didot).

» mes internes qui cèdent, car pour lors on n'a que des si-
» gnes rationnels peu sûrs. Ceux sur lesquels on peut le
» plus compter sont : une douleur sourde dans l'os, laquelle
» devient de plus en plus forte, sans quitter l'endroit où elle
» a commencé à se faire sentir ; un œdème extérieur ; la
» douleur qui devient rongeante par la suite et à laquelle se
» joint l'insomnie ; des frissons irréguliers, une fièvre
» lente, etc... »

Quant au traitement, voici ce que David dit un peu plus loin : « La manière d'ouvrir les abcès des os se réduit à ap-
» pliquer une couronne de trépan sur l'endroit de l'abcès,
» lorsqu'il s'est formé dans des os dont la situation et une
» surface assez étendue peuvent permettre cette opéra-
» tion, comme sont le tibia, le sternum et les os du crâne,
» et à se servir du trépan perforatif, si les os n'ont qu'une
» petite surface ou sont situés de façon que l'application du
» trépan ordinaire ne puisse se faire sans un délabrement
» considérable. Cependant, dans tous ces cas, si en tou-
» chant les os on s'aperçoit que les lames extérieures sont
» prêtes à être détruites, on peut se servir du ciseau, de la
» rugine ou de tout autre instrument, pourvu que par leur
» moyen on puisse atteindre au but qu'on se propose, qui
» est de procurer la sortie de la matière puriforme.

» Il faut observer ici que, comme dans les abcès des par-
» ties molles, on doit, autant qu'on peut, faire de grandes
» ouvertures, afin de pouvoir porter dans le fond et dans
» toute l'étendue de l'ulcère de l'os les remèdes propres à
» en arrêter les progrès et le guérir. C'est pourquoi, dans
» les cas où l'abcès se serait ouvert à l'extérieur, il faut
» agrandir l'ouverture, parce que cette ouverture, faite par
» la nature, est toujours insuffisante pour procurer une is-
» sue aisée à la sanie et pour laisser voir en entier le fond
» de l'ulcère. »

Nous verrons que les préceptes modernes relatifs au traitement sont encore exactement les mêmes que ceux donnés par David, il y a plus d'un siècle.

Quant à la symptomatologie, il est évident que telle

qu'elle est exposée par cet auteur, elle est très-incomplète; mais les traits principaux de la maladie sont suffisamment indiqués pour qu'on puisse affirmer que David avait observé des cas d'abcès intra-osseux.

Il resterait à savoir s'il en faisait une lésion complétement distincte. Cela paraît discutable, car, quelques lignes plus loin, il ajoute : « Il faut multiplier les trépans jusqu'à » ce qu'on empiète sur les endroits sains de l'os. On peut, » par ce moyen, arrêter les progrès de la carie, et cette » conduite répond à celle qu'on tient à l'égard des parties » molles, lorsqu'on veut arrêter les progrès de la gan- » grène. »

Il faut se rappeler cependant que le mot carie, dans l'esprit des anciens, n'avait pas de signification précise et s'appliquait à toutes les formes de destruction osseuse.

Les chirurgiens postérieurs à David paraissent infiniment moins au courant de la question, car, dans la dernière moitié du siècle dernier et même jusqu'en 1832, bien que la trépanation ait continué à être pratiquée de temps en temps, aucune des observations qui nous sont restées n'est assez nette pour qu'on puisse affirmer qu'elle avait trait à un véritable abcès intra-osseux. Aussi, serait-il assez inutile de citer ici les diverses opinions qui ont été émises sur les suppurations osseuses, depuis David jusqu'à Sir B. Benj. Brodie. Les lecteurs qui voudront s'en faire une idée les trouveront consignées dans la thèse de M. Ed. Cruveilhier, p. 11.

A part le mémoire de David qui semble avoir été oublié, il faut arriver jusqu'à Sir B. Benj. Brodie pour trouver une description exacte des abcès intra-osseux et des moyens de traitement qu'ils réclament. L'on peut se demander si le chirurgien anglais ne connaissait pas le mémoire de David, lorsqu'il publia son premier travail sur les abcès des os (1). Du reste, en serait-il ainsi, son mérite n'en serait pas moins

(1) Sir B. Benj. Brodie. — *On account of some cases of chronic Abscess of the Tibia*. In *Medico-chirurgical Transactions*, 1832, t. XVIII, p. 239.

encore considérable, puisque ce n'est que depuis lui que cette lésion est véritablement connue et qu'on est arrivé à la distinguer cliniquement d'autres affections osseuses ayant avec elle plus ou moins d'analogie.

Ce fut en 1824 que Brodie, consulté par un jeune homme qui souffrait de douleurs continues dans l'extrémité inférieure du tibia augmenté de volume, fut amené à pratiquer l'amputation du membre pour soustraire le malade à des souffrances intolérables que rien ne pouvait apaiser. L'examen du membre amputé donna l'explication de tous les symptômes, car on constata, dans l'épaisseur de l'os, l'existence d'une cavité remplie de pus. Sir Benj. Brodie en conclut qu'il aurait peut-être pu sauver le membre par la trépanation.

Cette leçon ne fut pas perdue pour lui, car deux ans plus tard, c'est-à-dire en 1826, ayant à soigner un malade atteint d'accidents analogues à ceux dont s'était plaint le premier, il pensa qu'il devait exister un abcès au centre de l'extrémité supérieure du tibia, et il appliqua le trépan sur le point le plus sensible de l'os, dans le but de donner issue au pus. Il eut la satisfaction de voir sa tentative couronnée de succès. A partir de ce jour, il eut à diverses reprises l'occasion de pratiquer la même opération, comme on peut s'en assurer, en lisant les deux mémoires qu'il publia successivement sur ce sujet (1).

Depuis lors, la trépanation appliquée au traitement des abcès des os a été érigée en méthode et est entrée peu à peu dans le domaine de la pratique chirurgicale. Les chirurgiens anglais ont rapidement suivi Brodie dans la voie qu'il venait de tracer, et, depuis cette époque, les observations relatives à cette opération se sont succédé en assez grand nombre.

Cette conduite fut plus longue à s'établir sur le continent, et c'est avec raison que M. Broca, rédigeant en 1856 un

---

(1) Sir Benj. Brodie. — *Loc. cit.* et *Lectures Illustrative of various Subjects in Pathology and Surgery*; London 1846, Lect. XXI, p. 395.

article sur les abcès des os (1) pour le dictionnaire de M. Costello, reconnut avec surprise que la trépanation n'était pas encore pratiquée sur le continent pour les cas analogues à ceux de Brodie.

L'article de M. P. Broca, beaucoup plus étendu que celui du chirurgien anglais, est, en même temps, beaucoup plus complet, surtout pour tout ce qui a rapport à l'anatomie pathologique et au diagnostic de l'affection. M. Broca a été longtemps en France le chirurgien le plus au courant sur la question des abcès douloureux des os. Il fit, sur ce sujet, en 1859, une très-intéressante communication à la Société de Chirurgie, communication qui, reproduite dans différents journaux de médecine, a beaucoup contribué à vulgariser la connaissance de cette affection. Aussi, est-ce à lui que revient l'honneur d'avoir un des premiers introduit en France la trépanation dans son application à la cure d'une affection qu'on méconnaissait avant lui, et pour laquelle on avait souvent recours à l'amputation.

Quant aux cas dans lesquels le trépan est tombé sur des cavités intra-osseuses ne contenant que des fongosités ou un liquide plus ou moins séreux, nous n'avons pas grand chose à en dire au point de vue historique. Cette forme de l'affection, dont nous avons pu recueillir un certain nombre d'exemples épars dans la science, n'a été le sujet d'aucune description indépendante et reste encore très-obscure. Plus loin (voir p. 53), nous aurons soin d'exposer les raisons qui nous ont fait considérer ces cavités intra-osseuses sans pus comme de véritables abcès dont le contenu s'est modifié.

Nous ne voulons pas allonger cet historique inutilement. Depuis le cas d'abcès chronique des os publié par M. Broca, depuis la thèse de M. Ed. Cruveilhier, qui renferme à peu près tous les faits connus avant 1865, les observations se sont multipliées à tel point que nous avons dû renoncer à

---

(1) Broca (P.). — *Cyclopedia of Practical Surgery*, art. *Osteitis*, t. III, p. 377, et *Abscesses of Bones* p. 411 ; London and. Edinburg, 1862.

les publier in extenso. Nous avons préféré les présenter à la fin de notre travail sous forme de tableaux et rangées par ordre chronologique avec l'indication bibliographique propre à chacune d'elles. Nous n'avons publié dans le texte que les observations qui nous sont personnelles et un certain nombre d'autres qui sont restées inédites jusqu'à ce jour.

CHAPITRE III.

Etiologie.

Malgré le nombre assez considérable d'observations que nous avons pu rassembler en feuilletant les journaux français et étrangers, parus depuis le commencement de ce siècle, il est évident que l'ostéite douloureuse chronique et les abcès des os sont des affections relativement rares, et qu'elles ne peuvent devenir l'objet d'une étude un peu sérieuse que dans les grands hôpitaux.

Nous devons cependant faire remarquer que, si sur le continent beaucoup de chirurgiens n'en ont jamais observé même un cas, il n'en est déjà plus de même en Angleterre. Quelques écrivains ont même décrit cette affection comme particulière à ce pays. M. Bruce (1) nous fait savoir que, faisant ses études à Berlin, il apprit du professeur Langenbeck, que durant toute sa pratique en Allemagne, il n'avait rencontré que trois ou quatre cas d'abcès des os, tandis qu'il en avait vu tout autant, dans une seule et courte visite qu'il fit aux hôpitaux de Londres. Suivant le docteur Cooper de San Francisco, ils ne seraient pas non plus rares sur les côtes du Pacifique (2).

En nous appuyant sur les faits qui nous sont connus, on peut rapporter les abcès des os à deux ordres de causes : 1° prédisposantes ; 2° occasionnelles.

(1) Bruce. — *Medical Times*, vol. I, 1868, p. 297.
(2) Cooper. — *British medical Journal*, juin, 1862, p. 627.

1° *Causes prédisposantes.*

Elles se rapportent à l'âge, au sexe, à la profession, au tempérament et aux antécédents morbides du malade.

Age. — La notion de l'âge constitue un des points les plus intéressants de l'histoire des abcès douloureux des os. Il est évident que nous voulons parler ici de l'âge que présentait le malade au moment du début de l'affection, et non pas de celui auquel, souvent après de longues années de souffrances, il a fini par s'adresser à un chirurgien.

L'affection se montre presque toujours chez des jeunes sujets, chez des enfants ou des jeunes gens. Elle a cependant été observée chez des adultes de vingt-cinq à cinquante ans, mais il est à remarquer que, dans presque tous les cas de ce genre, le malade souffrait depuis de nombreuses années, et que l'affection avait fait sa première apparition à une époque plus ou moins voisine de l'adolescence (Obs. 2, 11, 12, 13, 28, 33, 39, 44, 48, 59, 79, 86, 93, 97, 107, 113, 118, 119, 121).

Suivant Broca (1), la lésion osseuse débute presque toujours de la douzième à la dix-huitième année, c'est-à-dire à une époque où la croissance n'est pas terminée et où les épiphyses ne sont pas encore soudées au corps de l'os.

M. Ed. Cruveilhier (2), d'après l'analyse de ses observations, était arrivé à donner, comme moyenne du début, l'âge de dix-sept ans et cinq mois. Voici les résultats que nous avons obtenus de notre côté, en dépouillant les observations que nous avons rassemblées :

---

(1) Broca (P.). — *Cyclopedia of Practical Surgery*, t. III, p. 411.
(2) Cruveilhier (Ed.). — *Loc. cit.*, p. 69.

De 1 à 5 ans.......	1 cas.
De 6 à 10 ans......	15 »
De 11 à 15 ans.....	12 »
De 16 à 20 ans.....	17 »
De 21 à 25 ans.....	5 »
De 26 à 30 ans.....	3 »
De 31 à 40 ans.....	3 »
De 40 à 70 ans.....	1 »

Dans ce premier tableau, il ne s'agit que des cas où la la date du début est nettement indiquée. Parmi les autres observations, bien qu'un grand nombre d'entre elles ne signalent pas exactement l'époque du début, on peut encore s'assurer, par l'âge que présentait le malade au moment de l'intervention chirurgicale, que l'affection remonte presque toujours à l'enfance ou à l'adolescence.

Le malade	de l'observation	42	avait	8	ans.
»	»	25	»	12	»
»	»	124	»	16	»
»	»	114	»	18	»
»	»	123	»	18	»
»	»	120	»	22	»
»	»	27	»	23	»
»	»	99	»	23	»
»	»	119	»	23	»
»	»	105	»	28	»

Dans l'observation 1, il est dit qu'il s'agissait d'un jeune homme ; dans l'observation 72, d'une jeune femme; dans l'observation 91, d'un jeune ramoneur. Dans trois cas où l'âge du malade n'est pas indiqué, il est dit que l'affection remontait à dix ans (Obs. 24, 47, 101) ; dans une autre, le malade souffrait depuis douze ans (Obs. 60), et dans une dernière, depuis vingt et un ans (Obs. 61).

Il est entendu que nous avons laissé de côté, dans ces statistiques, toutes les observations qui, bien que considérées par leurs auteurs comme des exemples d'abcès des os, nous ont paru pouvoir, à certains égards, prêter à contestation. Nous avons relégué ces quelques faits dans un tableau spécial sous le titre d'*observations douteuses*.

A quoi peut-on rapporter cette prédisposition particulière du jeune âge et de l'adolescence, à la suppuration circonscrite du tissu osseux? C'est ce que nous étudierons plus loin (voir p. 55 et suivantes), qu'il nous suffise d'indiquer, pour le moment, qu'elle paraît résider dans l'activité de la circulation au niveau des extrémités osseuses, qui, comme on le sait, toujours plus ou moins renflées et formées par un tissu spongieux très-vasculaire, sont le siége de modifications incessantes pendant la période de croissance. Cette remarque a d'autant plus de valeur que, lorsque l'affection débute après vingt-cinq ans, époque à laquelle on peut considérer l'accroissement comme très-habituellement terminé, il est le plus souvent possible de rapporter l'éclosion des accidents d'ostéite à un traumatisme plus ou moins violent subi par l'os affecté.

Sexe.— M. Broca et M. Ed. Cruveilhier avaient déjà fait la remarque que les abcès douloureux des os sont beaucoup plus fréquents chez les garçons que chez les filles. En analysant les observations que nous avons rassemblées, nous arrivons également à la même conclusion. Nous trouvons, en effet, en mettant de côté les observations douteuses :

Pour le sexe féminin..	17 cas.
Pour le sexe masculin.	69 »
Sexe non indiqué.....	42 »

Profession. — D'après M. Ed. Cruveilhier, la profession des malades ne paraît exercer aucune influence sur le développement des abcès des os. Nous croyons cependant que les enfants et les adolescents, surmenés par des travaux qui exigent la station debout longtemps prolongée, ou par de longues courses, y sont probablement plus sujets que les autres. Nous verrons, en effet, que la marche a une influence marquée sur le retour des douleurs, une fois que l'affection est confirmée. Ne peut-on pas admettre que les fatigues corporelles doivent avoir pour effet d'exagérer le travail nutritif qui se passe au voisinage de cartilages de conjugaison et prédisposer le tissu osseux à l'inflammation? Malheureusement, nous ne pouvons pas donner de preuves à cet égard, la plupart des observations que nous avons rassemblées ne faisant aucune mention de la profession exercée par les malades.

Tempérament et antécédents morbides. — Le tempérament ne paraît guère avoir d'influence sur le développement de la maladie. La grande majorité de nos observations ont rapport à des individus jouissant d'une bonne santé. Bien plus, dans plusieurs d'entre elles, il est fait mention du contraste remarquable qui existait entre la longue durée de l'affection et la constitution vigoureuse des sujets. Si quelques malades étaient entachés de scrofule, ils sont si peu nombreux qu'il est bien difficile, quand on songe combien les manifestations de cette diathèse sont communes dans l'enfance et l'adolescence, d'en tirer aucune conclusion, si ce n'est que la scrofule n'est pour rien dans le développement des formes d'ostéite que nous étudions, et que, lorsqu'elle coexiste avec elle, elle ne doit être considérée que comme une simple coïncidence.

Nous croyons, du reste, pouvoir donner une autre preuve pour soutenir l'opinion que nous avançons.

La scrofule, lorsqu'elle s'attaque aux os, détermine des lésions de dénutrition, telles que la carie, et non pas des manifestations franchement inflammatoires, telles que celles qui caractérisent l'ostéite douloureuse chronique et les abcès des os. En outre, la scrofule s'attaque volontiers aux os courts, à ceux des mains, par exemple. Il serait assez curieux de la voir dans une unique forme d'ostéite s'attaquer de préférence aux os longs.

Pour toutes ces raisons, nous croyons que la diathèse scrofuleuse ne doit pas entrer dans l'étiologie des abcès douloureux des os.

Nous n'avons trouvé notés des antécédents syphilitiques

que dans trois observations. Peut-on tirer de là que la syphilis joue un rôle dans le développement de l'affection ? Evidemment non. Il n'y a vraisemblablement là qu'une simple coïncidence.

M. Gosselin (1) et son élève M. Naud (2) ont avancé que l'arthritisme prédispose à la forme d'ostéite qu'ils ont désignée sous le nom d'ostéite à forme névralgique. Ces auteurs ont, en effet, noté des antécédents rhumatismaux chez quelques-uns des malades qu'ils ont observés. Nous n'avons trouvé cette influence signalée par aucun autre auteur et, n'ayant nous-même observé aucun malade chez qui des manifestations rhumatismales bien nettes aient accompagné ou précédé les formes d'ostéite que nous étudions, nous ne pensons pas que ces dernières aient une origine arthritique.

Une particularité qui n'a pas été signalée par M. Ed. Cruveilhier, c'est que les abcès des os et l'ostéite douloureuse chronique ont quelquefois pour point de départ une ostéite aiguë. Ce mode de début a été déjà nettement signalé par M. Gosselin (3) dans sa communication à l'Académie de médecine. Voici comment le professeur s'exprime à ce sujet :

« Cette ostéite aiguë qui s'est terminée soit par résolution, soit par suppuration et nécrose superficielle, a laissé à sa suite l'hypérostose et la condensation du tissu osseux. La nécrose, si elle a existé, a disparu ; l'hypérostose seule a persisté, puis, peu à peu, les douleurs se sont accusées davantage et ont fini par devenir assez intenses pour appeler l'attention d'un chirurgien sur l'existence probable d'un abcès dans l'épaisseur de l'os. »

En récapitulant les observations, nous trouvons ce mode de début signalé dans 12 cas (Obs. 5, 8, 10, 11, 13, 48, 59, 84, 99, 110, 117, 121). Malgré ce nombre assez respectable,

---

(1) Gosselin. — *Dict. de Méd. et de Chir. pratiques*, t. XXV, p. 341.
(2) Naud (P.). — *Loc. cit.*, p. 13 et 43.
(3) Gosselin. — *Sur les Faux Abcès des Os.* (*Bull. de l'Acad. de méd.*, 5 oct. 1875.)

il reste cependant évident que les formes d'ostéite que nous décrivons, sont le plus souvent chroniques dès le premier jour de leur apparition.

2° *Causes occasionnelles.*

Les traumatismes peuvent-ils jouer le rôle de causes occasionnelles? Ravaton et Theden le pensaient, et ils proposaient même, dans ce cas, de pratiquer la trépanation préventive. Inutile de dire que leur doctrine est complètement abandonnée.

Les malades rapportent assez volontiers le début de leurs souffrances à un coup ou à une chute sur la région malade. Ces traumatismes sont-ils véritablement la cause productrice des accidents? On peut grandement douter qu'il en soit toujours ainsi, quand on songe que dans beaucoup de cas ces traumatismes ont été si légers, que les malades ne leur avaient d'abord prêté aucune attention, et que cela n'a été que plus tard que, cherchant dans leurs souvenirs, ils se sont rappelés qu'à une époque plus ou moins éloignée du moment où ils avaient commencé à souffrir, ils avaient fait une chute ou reçu une contusion sur le point de l'os affecté. Il est donc probable que dans quelques cas le traumatisme a été supposé; que dans beaucoup d'autres, bien que réel, il a été sans influence sur le développement de la maladie, dont la vraie cause est restée. inconnue, ou bien que, s'il a joué un certain rôle, c'est qu'agissant sur un sujet prédisposé, il est devenu le stimulant, l'épine nécessaire au développement de la phlegmasie osseuse.

Dans une dizaine de cas, le début de l'affection est rapporté à une contusion; dans trois cas à une chute sur la partie malade ; dans deux cas, il a paru être la conséquence d'une entorse. De ces deux cas, l'un a rapport au malade qui fait le sujet de notre première observation (Obs. I ou 17° des tableaux). En descendant de son lit, dit-il, il porta le pied à faux et se fit une entorse. La douleur qu'il ressentit au moment de l'accident ne fut pas assez vive pour l'empêcher de marcher et de se rendre à son travail. Ce ne fut que quelques jours plus tard qu'un léger gonflement se montra au niveau de l'extrémité inférieure de la jambe. Dans nos six autres observations particulières, l'affection s'est développée sans cause connue.

Chez le malade de M. Pingaud (Obs. 15), l'affection qui avait pour siége le frontal,a été rapportée à la pression continue d'un casque de dragon. Dans deux cas la maladie a été consécutive à une fracture (Obs. 14, 86) et s'est développée au niveau d'un cal hypertrophié. Dans l'observation de M. Houël (Obs. 62), la carie de la racine d'une dent est donnée comme l'origine d'un abcès développé dans le maxillaire inférieur.

Ces faits, comme on le voit, sont bien peu nombreux en comparaison de la quantité d'observations dans lesquelles l'affection s'est développée sans cause occasionnelle appréciable. C'est en effet une des caractéristiques des abcès douloureux des os, de se développer d'une façon spontanée ou tout au moins inconnue.

De tout ce que nous venons de dire, on peut conclure qu'en dehors des conditions d'âge et de sexe, conditions qui agissent comme causes prédisposantes, on ne sait encore rien de précis sur l'étiologie des abcès des os.

CHAPITRE IV.

Anatomie pathologique.

Notre intention n'est pas de passer ici en revue les lésions de l'ostéite en général, qui sont aussi celles des variétés d'ostéite que nous étudions. Nous nous contenterons simplement, de signaler les altérations que l'examen des pièces a permis de reconnaître après la trépanation, dans nos observations et celles de quelques auteurs.

Il est actuellement bien connu que toutes les fois qu'un os vient à s'enflammer, le périoste et le tissu médullaire participent à cette inflammation à un degré plus ou moins prononcé. Les ostéites que nous décrivons n'échappent pas à cette règle de pathologie générale. Tantôt l'hypertrophie osseuse paraît surtout développée aux dépens du périoste qui a augmenté plus ou moins d'épaisseur; tantôt aux dépens du tissu osseux lui-même.

Les lésions du périoste se bornent, le plus souvent, à celles de la périostite chronique. On trouve cette membrane vascularisée, épaissie et souvent beaucoup plus adhérente à l'os sous-jacent qu'à l'état normal. Dans aucune observation il n'est question de décollement du périoste et encore moins d'abcès sous-périostiques, si ce n'est peut-être tout-à-fait à l'origine, dans les cas où l'affection a débuté par une ostéite aiguë.

Dans la plupart des observations, les auteurs ont signalé au-dessous du périoste, l'existence de nouvelles couches osseuses qui contribuaient beaucoup à la tuméfaction de l'os. L'épaisseur de ces dépôts osseux de nouvelle formation, paraît être généralement d'autant plus prononcée, que la lésion siège dans un point plus rapproché des cartilages de conjugaison. Parfois, ces dépôts osseux sont si abondants, qu'il peut devenir difficile de préciser quelle est la partie de l'os qui a été la première affectée, et de choisir le point où l'on doit appliquer le trépan pour rencontrer l'abcès, qu'on suppose devoir exister quelque part dans l'épaisseur du tissu osseux.

D'autre part, il est des observations qui ne signalent aucune augmentation notable de l'épaisseur du périoste. Toute la tuméfaction est alors due au gonflement, à l'hypertrophie du tissu osseux, qui présente les lésions soit de l'ostéite condensante, soit de l'ostéite raréfiante, le plus souvent de ces deux lésions à la fois.

Presque toujours la forme condensante paraît dominer; dans la grande majorité des observations, il est dit que le trépan a eu à traverser les couches épaisses d'un tissu dur, compacte, parfois éburné, avant d'arriver au siége présumé ou réel de l'abcès. Cette condensation, généralement limitée à l'extrémité spongieuse de la diaphyse, s'étend parfois à une assez grande distance du centre du foyer inflammatoire, et l'on peut trouver le canal médullaire plus ou moins rétréci, souvent même complètement oblitéré par une sorte de bouchon formé de substance osseuse de nouvelle formation, très-dense et très-serrée (Obs. 9, 10, 12, 14, 116, 122).

Quant à l'ostéite raréfiante, tantôt elle est peu étendue et limitée à certains points, disséminée en quelque sorte; tantôt, au contraire, elle est assez prononcée pour que les observations fassent mention de la facilité extrême avec laquelle la couronne de trépan a pénétré dans l'épaisseur du tissu osseux. Mais ce qu'on rencontre le plus souvent, et cela souvent dans les cas d'ostéite douloureuse chronique sans abcès, c'est la raréfaction du tissu osseux au centre du foyer inflammatoire et la condensation de ce tissu dans les parties périphériques de l'os.

Une particularité intéressante de l'ostéite qui accompagne

les abcès intra-osseux, c'est le peu d'étendue de la lésion inflammatoire. Celle-ci est généralement circonscrite ; elle n'envahit, le plus souvent, pas plus de cinq à six centimètres de la longueur de l'os affecté. Cependant, il est des exceptions à cette règle. Quelques chirurgiens, accordant au plus ou moins d'étendue de la tuméfaction une certaine importance clinique, ont avancé que le gonflement inflammatoire est généralement beaucoup plus limité dans les cas d'abcès intra-osseux que dans les cas d'ostéite douloureuse chronique, et, ont cru pouvoir se servir de ce signe, pour distinguer, au lit du malade, les deux formes d'ostéite. Les observations que nous avons pu rassembler ne nous paraissent pas devoir confirmer cette opinion.

Quoi qu'il en soit, c'est aux lésions de l'ostéite condensante et de l'ostéite raréfiante que se résument les altérations osseuses dans les cas d'ostéite douloureuse chronique, c'est-à-dire dans cette forme d'ostéite, dans laquelle le trépan n'est pas parvenu à découvrir une cavité dans l'épaisseur de l'os.

Nous devons cependant faire remarquer que l'ostéite raréfiante, caractérisée qu'elle est par la vascularisation des éléments médullaires et la dilatation des canalicules osseux, peut être, dans certains cas, poussée assez loin pour constituer de véritables lacunes au sein du tissu osseux enflammé. Ces cas nous paraissent pouvoir être considérés, en quelque sorte, comme un terme de passage, entre l'ostéite douloureuse chronique simple, c'est-à-dire sans cavités, et les véritables abcès des os, caractérisés par la présence au milieu d'un foyer d'ostéite le plus souvent condensante, de véritables cavités à contenu purulent.

Ce sont ces cavités que nous devons actuellement étudier. Et tout d'abord, nous avons un point à élucider. Quel est le siége le plus habituel de ces cavités purulentes? Sir B. Brodie n'avait pas traité cette question, et c'est M. Broca (1), le premier auteur que nous voyons émettre une opinion à cet égard.

(1) Broca (P.). — *Cyclopedia of Practical Surgery*, art. *Osteitis*, t. III, 1862, p. 224 et 412 et *Bull. de la Soc. de Chir.*, t. X, 1859, p. 188.

Pour lui, les abcès douloureux des os occupent constamment l'une des extrémités du canal médullaire, tandis que la partie adjacente de ce canal est oblitérée par une masse de tissu spongieux très-dur et très-serré. Il déclare même n'en connaître aucun exemple dans la longueur de la diaphyse. L'affection est donc, pour M. Broca, une médullite chronique suppurée, dans laquelle le pus s'est enkysté dès le début, et qui, en jouant le rôle de corps étranger, a produit l'hypertrophie de l'os.

Mais pourquoi l'abcès siége-t-il toujours pour cet auteur, à l'extrémité du canal médullaire? Voici l'explication qu'il croit pouvoir donner de ce phénomène (1) : « Lorsqu'une médullite chronique suppurative occupe la partie moyenne du canal médullaire, le pus, aussitôt qu'il est formé, détache et détruit la moelle et, venant se mettre en contact avec le tissu compacte, entraîne la mortification de l'os et la formation d'un séquestre de volume et d'épaisseur variables. En d'autres termes, cette médullite suppurative donne toujours lieu à une nécrose profonde. Tout autre est le résultat de la médullite, lorsqu'elle occupe l'extrémité du canal; le pus peut alors être circonscrit à temps par une membrane pyogénique et donner lieu à un abcès circonscrit. » Nous avouons que nous ne comprenons pas pourquoi le résultat est différent dans les deux cas.

Pour M. Ed. Cruveilhier (2), au contraire, l'abcès des os siége toujours dans l'épiphyse. Attribuant à cette dénomination un sens plus chirurgical qu'anatomique, il entend par épiphyses, toute la portion renflée et articulaire des os. Il s'appuie pour soutenir son opinion : d'une part, sur les mensurations qu'il a faites et qui démontrent que le canal médullaire n'existe plus, à sept centimètres de la surface articulaire pour l'extrémité inférieure du tibia, et à huit ou neuf centimètres pour l'extrémité supérieure ; d'autre part, sur le fait que tous les abcès des os, dont il a rapporté l'observation, étaient distants de plusieurs centimètres de l'ori-

(1) Broca. — *Cyclopedia of Practical Surgery*, t. III, p. 411.
(2) Cruveilhier (Ed.). — Thèse de Paris, 1865, p. 24.

gine de ce canal. Combattant l'opinion de M. Broca, il ajoute que, du reste, les abcès des os ne présentent ni le même aspect, ni les mêmes symptômes que l'ostéomyélite suppurée chronique. S'appuyant sur quelques observations, il croit pouvoir affirmer que cette dernière affection a toujours une origine traumatique et ne s'accompagne généralement pas de douleurs à caractère aussi intermittents que celles qui caractérisent les abcès des os.

Pour M. Ollier et pour M. S. Perret (1), son élève, l'abcès des os est une affection essentiellement diaphysaire, qui se localise tantôt à l'extrémité du canal médullaire, tantôt à la portion de l'os qui avoisine le cartilage de conjugaison et à laquelle ils donnent le nom de juxta-épiphysaire.

D'après M. Gosselin (2), le foyer purulent siége le plus habituellement dans le tissu spongieux qui avoisine la surface articulaire, mais il peut parfois se rencontrer, à une certaine distance de cette surface, en un point qui correspond, non plus à l'ancienne épiphyse, mais à l'extrémité correspondante du corps de l'os.

Obligé de chercher à nous faire une opinion sur ce sujet, nous nous sommes mis à analyser les nombreuses observations qui sont entre nos mains au point de vue du siége précis qu'occupait l'abcès.

Voici à ce sujet, le résultat de quelques mensurations, indiquant la distance exacte qui existait entre la cavité purulente et la surface articulaire la plus voisine. Malgré le petit nombre de cas dans lesquels ces recherches ont été faites, elles présentent peut-être quelque intérêt.

Cavité à	0.020 mm.	au-dessus de l'artic.	tib. tars.	(Obs. 79).
—	0.020 mm.	—	—	(Obs. 117).
—	0.032 mm.	—	—	(Obs. 93).
—	0.040 mm.	—	—	(Obs. 103).
—	0.060 mm.	—	—	(Obs. 82).

(1) Perret (S.).— *De la Trépanation dans les Abcès des Os et dans l'Ostéite à forme névralgique.* Thèse de Paris, 1876, n° 160, p. 24.

(2) Gosselin.— *Dict. de Méd. et de Chir. pratiques*, art. *Ostéite*, t. XXV, 1878, p. 346.

Cavité à 0.035 mm. au-dessous de l'art. du genou (Obs. 48).
— 0.050 mm. — — (Obs. 49).
— 0.060 mm. — — (Obs. 120).
— 3/4 de pouce — — (Obs. 97).

Comme on le voit, dans aucun de ces cas, l'abcès ne siége assez près de l'extrémité de l'os pour s'être développé dans la véritable épiphyse, ni assez loin pour qu'on puisse penser qu'il ait pris naissance dans un point quelconque du canal médullaire, puisque d'après les mensurations pratiquées par M. Cruveilhier, mensurations dont nous avons vérifié l'exactitude, le canal médullaire du tibia est séparé de l'articulation du genou par huit à neuf centimètres de tissu osseux et de l'articulation tibio-tarsienne par sept centimètres.

La même remarque peut être faite au sujet du tibia que M. Broca lui-même a mis sous les yeux de la Société de Chirurgie en 1859, pour soutenir son opinion, car le foyer purulent se trouvait à 0.05 centimètres de la surface articulaire du genou, c'est-à-dire non pas dans l'extrémité du canal médullaire, comme le pensait le présentateur, mais bien dans le tissu spongieux de l'extrémité de la diaphyse de l'os. On peut être convaincu qu'il en était de même dans le plus grand nombre des cas, car, bien que des mensurations précises n'aient été que rarement pratiquées, l'indication du siége de l'abcès est généralement assez nette pour qu'on ne puisse pas douter qu'il était distant de plusieurs centimètres de l'origine du canal médullaire.

Ces collections purulentes siégent-elles alors dans l'épiphyse? Encore bien moins, car il est facile de s'assurer par la section d'un os long, d'un tibia, par exemple, où les abcès intra-osseux sont de beaucoup le plus fréquents, que l'épiphyse inférieure n'a qu'un centimètre et demi au plus. Or, nous n'avons rencontré aucune observation qui signalât l'existence d'un abcès dans un point de l'os aussi voisin de l'articulation. S'il existe quelques exemples d'ouverture spontanée de la collection purulente intra-osseuse dans la jointure la plus voisine, c'est toujours après une durée très-longue et après qu'un travail de raréfaction progressive s'est établi de la cavité anormale à la surface articulaire, à travers l'épiphyse.

Il est donc bien évident que, dans la très-grande majorité des cas, les abcès des os, et, nous pourrions en dire autant de l'ostéite douloureuse chronique sans abcès, ont pour siége l'extrémité de la diaphyse, en un point plus ou moins rapproché du cartilage de conjugaison.

Cependant, nous ne pouvons pas le dissimuler, tous les abcès des os n'occupent pas ce siége spécial, puisque dans plusieurs observations, il est indiqué que la lésion occupait un des points du tiers moyen de l'os (Obs. 22, 33, 41, 54, 86, 119), ou son voisinage immédiat (Obs. 45, 76).

Dans ces cas, la collection purulente occupait-elle le canal médullaire, l'épaisseur du tissu compacte, ou était-elle simplement recouverte par le périoste considérablement épaissi par des dépôts osseux de nouvelle formation? Il est bien difficile de se prononcer nettement à cet égard. Plusieurs observateurs parlent d'abcès du canal médullaire, mais comme aucun d'eux ne donne des raisons propres à démontrer la réalité de ce siége, nous croyons qu'il est permis de penser que, dans quelques cas au moins, il y a eu erreur d'interprétation et que l'abcès siégeait peut-être bien dans l'épaisseur du tissu compacte de la diaphyse. Nous sommes d'autant plus enclins à l'admettre que, chez le malade trépané par M. A. Després et chez un autre que nous avons observé dans le service de M. Duplay, la collection purulente siégeait manifestement dans l'épaisseur du tissu compacte du tibia. En effet, M. Després fait remarquer dans son observation (Obs. 86), que la paroi profonde de l'abcès était distante de sept millimètres du canal médullaire, et la paroi superficielle de deux centimètres de la surface de l'os, périoste non compris. Quant au malade que nous avons observé dans le service de M. Duplay, une fois que le périoste fut détaché avec le grattoir, il n'y eut à traverser avec le trépan que la lame superficielle de l'os réduite à quelques millimètres d'épaisseur pour pénétrer au sein d'une cavité intra-osseuse du volume d'une petite noisette (Obs. V).

Nous croyons qu'il faut admettre, jusqu'à plus ample informé, trois siéges différents pour les abcès des os :

1° Des abcès développés dans la région juxta-épiphysaire (de beaucoup les plus fréquents).

2° Des abcès développés dans le canal médullaire, abcès qu'on pourrait considérer comme une affection osseuse distincte de celle que nous étudions et décrire sous le nom d'ostéo-myélite chronique suppurée.

3° Des abcès développés dans le tissu compacte de la diaphyse, ou compris entre l'ancienne lame de tissu compacte et une couche de substance osseuse de nouvelle formation.

Nous verrons, à l'occasion de la physiologie pathologique, comment on peut expliquer la prédilection marquée des abcès intra-osseux, pour la région juxta-épiphysaire, et comment il est possible d'interpréter leur production, lorsqu'ils se montrent dans le corps de l'os. Pour le moment, nous avons à rechercher quels sont les os du squelette les plus fréquemment atteints par l'affection que nous décrivons.

Contrairement à l'opinion formulée par M. Ed. Cruveilhier (1) qui pensait que le tibia est presque le seul os qu'on trouve atteint d'abcès chronique, il est facile de s'assurer actuellement, en raison du grand nombre des observations qui ont été publiées depuis le travail de cet auteur, que probablement tous les os du squelette peuvent devenir le siége de cette lésion. On l'a rencontrée, en effet, non-seulement dans le tibia, le fémur et l'humérus, mais encore dans le péroné, le calcanéum, le radius, les métacarpiens, les phalanges, le maxillaire inférieur, les côtes, la clavicule, le sternum et l'os frontal. Mais, évidemment, il existe une prédilection marquée de l'affection pour le tibia, puisque, sur 118 observations où le siége de l'affection est indiqué, cet os fait les frais de la maladie dans 91 cas.

(1) Cruveilhier (Ed.). — *Loc. cit.*, p. 98.

Pour donner une idée de la fréquence relative de l'affection suivant les différents os du squelette et dans chacune de leurs parties en particulier, nous ne pouvons mieux faire que de mettre sous les yeux du lecteur le tableau suivant :

	EXTRÉMITÉ INFÉRIEURE.	EXTRÉMITÉ SUPÉRIEURE.	CORPS.	SIÉGE NON INDIQUÉ.	TOTAL.
Tibia....................	38	38	7	8	91
Fémur	4	2	1	2	9
Humérus.................	2	2	1	»	5
Maxillaire inférieur.........	»	»	3	»	3
Clavicule.................	»	»	»	2	2
Radius	1	»	»	»	1
Péroné..................	»	»	1	»	1
Calcaneum...............	»	»	1	»	1
1er métacarpien............	1	»	»	»	1
Phalange	»	»	1	»	1
Côte	»	»	»	1	1
Sternum.................	»	»	»	1	1
Frontal..................	1	»	»	»	1
Os non indiqués..........	»	»	»	»	10

Il ressort nettement de cette statistique que l'affection est surtout fréquente dans les grands os longs du squelette et particulièrement dans ceux des membres inférieurs. Il est assez vraisemblable, que la prédisposition particulière du tibia pour cette maladie, a sa cause dans le rôle que joue cet os dans la marche et la station verticale et que la fatigue, en exagérant le travail de nutrition qui se fait dans le voisinage du cartilage de conjugaison pour l'accroissement de l'os en longueur, le rend plus apte à s'enflammer.

Nous faisons remarquer en passant, combien peu souvent les abcès des os ont été signalés dans l'extrémité supérieure du fémur. Ne serait-ce point parce que les ostéites, qui atteignent cette portion de l'os, sont d'un diagnostic difficile et sont presque fatalement confondues avec une coxalgie? Nous le croyons et nous pouvons donner comme preuve de la possibilité de cette confusion la jeune malade observée par M. Stanley (Obs. 42). Cette jeune fille présentait tous les symptômes d'une arthrite coxo-fémorale, si ce n'est que la flexion et l'extension de la cuisse n'étaient pas douloureuses. L'enfant succomba, et l'on trouva à l'autopsie l'articulation de la hanche parfaitement saine; mais le grand trochanter et la partie supérieure du corps du fémur étaient creusés d'une cavité à parois très-minces, qui contenait du pus.

Comme le fait remarquer M. Ollier (1), ces erreurs de diagnostic tiennent sans doute à ce que certaines inflammations juxta-épiphysaires se propagent presque fatalement aux articulations voisines, tandis que d'autres, celles du tibia, par exemple, restent généralement indépendantes. La raison de cette différence se trouve dans les rapports qu'affecte la synoviale avec la diaphyse. Pour l'extrémité supérieure du fémur, le col, qui fait partie de la diaphyse, est plongé dans la synoviale, tandis que dans d'autres articulations, celle du genou, par exemple, la synoviale n'a de rapports qu'avec l'épiphyse et n'en a pas avec la diaphyse.

Les abcès des os sont presque toujours uniques; nous ne possédons qu'un exemple de cavités multiples. Il s'agit dans ce cas d'un des malades que nous avons observés dans le service de M. Duplay (Obs. VI). Il existait, dans l'extrémité supérieure du tibia, deux cavités bien circonscrites et limitées par des parois osseuses très-résistantes. M. Broca (2) signale bien un autre fait de ce genre, mais par plusieurs de ses détails, cette observation nous a paru se rapporter à des tubercules ramollis, plutôt qu'à des abcès idiopathiques de l'os. Il s'agit d'un malade de soixante-dix ans, chez lequel M. Foucher (Obs. 144) trouva cinq pe-

---

(1) *Gazette Hebdomadaire*, n° 42, 1874, p. 678.
(2) Broca. — *Cycl. of Pract Surg.*, t. III, p. 412.

tites collections purulentes dans l'extrémité supérieure du tibia.

Quant à la profondeur des abcès douloureux des os, c'est-à-dire l'épaisseur de tissu osseux qui les recouvre, elle est très-variable suivant les cas. Ils sont parfois assez superficiels pour n'être séparés des parties molles que par une lame mince de tissu compacte et le périoste plus ou moins épaissi ; plus souvent, ils sont profondément enfouis au milieu du tissu osseux condensé et hypertrophié tout autour d'eux, auquel viennent encore s'ajouter des sécrétions périostales d'une assez grande épaisseur. C'est dans ces cas, que l'on est parfois obligé d'avoir recours à des trépans de construction spéciale, c'est-à-dire sans rebord, si l'on veut arriver jusqu'à eux sans s'aider de la gouge et du maillet. Chez le malade trépané par M. Quain, la cavité était distante de la surface de l'os d'un pouce et demi (Obs. 59) ; chez celui de M. Pingaud (Obs. 15), l'épaisseur du frontal était accrue à un point tel, que la plus grande partie de la couronne de trépan avait disparu dans l'épaisseur de l'os sans qu'on fût parvenu à atteindre le centre du foyer. Par contre, chez la malade qui fait le sujet de notre Obs. II, la cavité n'était qu'à deux centimètres de la surface ; chez ceux de nos Obs. III et V, la lame superficielle de l'os était réduite à quelques millimètres d'épaisseur.

Le volume des abcès douloureux des os est très-variable. D'après M. Broca, ils sont généralement peu volumineux et ne dépassent guère le volume d'une amande. Si quelques auteurs, tels que Morrant-Baker (Obs. 118), Hodge (Obs. 146), Houel (Obs. 21), Syme (Obs. 103), Holmes ont rencontré des cavités de dimensions assez considérables, Fergusson (Obs. 39), et H. Lee (Obs. 37), par contre, en ont observé de fort petites et contenant à peine quelques gouttes de pus. Comme exemples d'abcès de petites dimensions, nous pouvons encore citer nos observations particulières II, III, VI.

Dans le cas de Barton (Obs. 45), la cavité avait le volume d'un pois ; dans plusieurs autres (Obs. 52, 97, 100), celui d'un haricot. Chez deux des malades que nous avons observés avec M. Duplay (Obs. IV, V), ses dimensions étaient celles d'une noisette ; il en était de même dans les cas de Paget (Obs. 40), de Brodie (Obs. 26) et de M. Desprès (Obs. 89). B. Brodie (Obs. 28) a ouvert un abcès qui admettait l'extrémité du doigt ; Nélaton, un autre, qui permettait l'introduction de deux phalanges et mesurait une longueur de 32 millimètres (Obs. 103).

Chez le malade de W. Savory (Obs. 76), la cavité mesurait 7 centimètres de long et renfermait vingt-cinq à trente drachms de pus ; chez celui de M. H. Lee (Obs. 33), elle avait un pouce et demi de long et contenait environ deux ou trois drachms de pus. Chez un des malades de M. Broca (Obs. 49), l'abcès mesurait 3 centimètres de longueur sur 15 millimètres de largeur ; chez un autre (Obs. 48), il n'avait que 2 centimètres de long. Enfin, contrairement à l'opinion de Holmes (1), il n'est pas rare de rencontrer des cavités intra-osseuses du volume d'une noix (Obs. 49, 82, 100, 107, 117, 120, 152) ; on en a même vu du volume d'un œuf de poule (Obs. 41, 84).

La quantité de pus contenue dans l'abcès n'est pas toujours en rapport direct avec la largeur de la cavité. On peut trouver des cavités assez considérables ne renfermant que quelques gouttes de pus, et d'autres, beaucoup plus petites, complétement remplies de liquide. Ces différences tiennent à l'épaisseur de la membrane ou des fongosités qui tapissent les parois. La quantité moyenne de pus contenue dans les abcès est évaluée par Sir Benj. Brodie (2), à deux ou trois drachms; par M. Gosselin (3), à deux ou quatre grammes ; par T. Holmes (1), à une cuillerée à thé environ (Obs. 46, 79, 113). Dans l'observation de Mac-Farlane (Obs. 20), il est dit que l'abcès contenait une cuillerée à soupe de pus.

La forme de la cavité présente quelques particularités intéressantes à noter. Ses contours sont presque toujours

(1) Holmes (T.). — *A System of Surgery*, t. III, p. 748, London, 1870.
(2) Sir B. Benj. Brodie. — *Illustrative Lectures*.
(3) Gosselin. — *Dict. de Méd. et de Chir. pratiques*. Art. *Ostéite*, t. XXV, p. 348.

réguliers. Rarement sphéroïdale, elle est le plus souvent allongée, sous forme d'un ovale à grand diamètre vertical. La disposition triangulaire a été rencontrée. Dans le cas de M. Morrant-Baker (Obs. 118), l'abcès présentait la forme d'un sablier, c'est-à-dire qu'il existait, pour ainsi dire, deux cavités juxtaposées, réunies par un canal osseux. Dans le cas de MM. Petrequin et Socquet (Obs. 107) et celui de M. Richet (Obs. 93), la cavité était piriforme. Parfois, elle est rendue irrégulière par la présence, sur un point de ses parois, d'un diverticule, premier indice d'une fistule en voie de formation, ou par un prolongement véritablement fistuleux, faisant communiquer la cavité purulente avec l'extérieur. Nous nous occuperons de ces fistules dans un instant. Pour le moment bornons-nous à l'étude de la cavité.

Ses parois sont presque toujours lisses ; seule l'observation de M. Richet (Obs. 93) signale une cavité à parois irrégulières et hérissées de stalactites osseuses très-dures. On n'y trouve généralement ni les anfractuosités, ni les vacuoles qui sembleraient devoir exister, si l'on suppose que la cavité a dû être précédée d'une ostéite raréfiante. Elle est, au contraire, généralement creusée comme à l'emporte-pièce, au milieu d'un tissu osseux le plus souvent fortement condensé, et donnant au stylet qui l'explore une résistance éburnée. C'est là un point assez important à signaler, car il peut servir à distinguer les abcès des os des cavités produites par la carie. Disons, cependant, qu'il est quelques exceptions à cette règle. Il est, en effet, des cas où l'on trouve en place d'une cavité limitée par des parois bien nettes et régulières un certain nombre de vacuoles donnant au foyer inflammatoire un aspect lacunaire. Ces cas, rangés par nous dans l'ostéite douloureuse chronique, nous paraissent établir la liaison entre cette dernière affection et les véritables abcès intra-osseux. C'est en particulier le cas de notre observation II.

M. Ed. Cruveilhier (1) insiste sur le volume des canaux

(1) Cruveilhier (Ed.). — *Loc. cit.*, p. 33.

vasculaires que renferment les parois de l'abcès. Suivant ce chirurgien, et nous avons vu la même opinion formulée par notre excellent maître, M. Duplay (1), ce détail a une certaine importance, parce qu'il peut servir à expliquer pourquoi les malades souffrent surtout lorsqu'ils se sont tenus longtemps dans la station verticale. C'est, en effet, peut-être à la turgescence de ces sinus dans les positions déclives du membre, qu'est due la sensation de plénitude ou de douleur qui s'accuse alors.

La plupart des observations signalent à l'intérieur des abcès intra-osseux la présence d'une membrane limitante, tapissant par sa face externe les parois de leur cavité; mais il est fort peu d'auteurs qui aient étudié sa structure. La plupart des observateurs se sont contentés d'en indiquer la coloration et l'aspect général. Aussi, il est assez difficile de résoudre la question de la nature véritable de cette membrane. Voici ce que dit M. Henry Lee à ce sujet (2).

« La membrane limitante est d'abord gélatineuse et demi-transparente, mais dans la suite, elle devient épaisse et résistante. Examinée par sa surface extérieure, elle présente une coloration rosée, due aux vaisseaux qui s'y rendent par l'intermédiaire des parties voisines de l'os. Lorsqu'on l'examine après l'avoir soumise à la macération pendant plusieurs jours dans l'eau ou l'alcool, on la trouve composée de fibres résistantes blanchâtres, entrelacées en tous sens, et elle ressemble alors, à quelques égards, comme structure, aux ligaments capsulaires des articulations. »

Cette opinion se rapproche un peu de celle de Ranvier (3) qui dit « qu'elle est légèrement villeuse, quelquefois lisse, constituée par du tissu conjonctif dense. »

Cette membrane est continue, de telle sorte que le con-

---

(1) Duplay (S.). — *Tribune médicale*, 4 avril 1875, p. 317.

(2) Lee (H.). — *On Suppuration in Bone, with cases of Abscess in the Tibia successfully trephined.* In *London Journal of Médicine*, t. IV, 1852, p. 12.

(3) Ranvier. — *Archives de Physiologie normale et pathologique*, p. 76, 1868.

tenu de l'abcès n'est pas en contact avec le tissu osseux environnant; cependant on la trouve parfois au moment de la trépanation, partiellement détachée et flottant dans l'intérieur de la cavité (Obs. 40, 78). Son adhérence, en effet, n'est généralement pas considérable et il suffit, parfois, de quelques tractions pour l'arracher plus ou moins complétement (Obs. 86).

Si quelques chirurgiens l'ont décrite comme une membrane mince et molle (Obs. 49), d'autres l'ont rencontrée pourvue d'une épaisseur assez considérable (Obs. 52, 77, 113). Dans un cas, elle a paru assez lisse pour ressembler à une séreuse (Obs. 102); plus souvent, on l'a trouvée villeuse (Obs. 43, 44, 79) ou veloutée (Obs. 86) à sa surface. On a pu, dans ces cas, la comparer, comme aspect, à une muqueuse (Obs. 24). Elle est blanchâtre (Obs. 103) ou rosée (Obs. 79) et même parfois rougeâtre (Obs. 99) et très-vasculaire.

Sa consistance est très-variable. On l'a trouvée parfois très-molle et constituée exclusivement par des bourgeons charnus ou des fongosités plus ou moins saignantes (Obs. 15, 91, 92, 115, 117, 122). Dans l'observation de MM. Pétrequin et Socquet, elle paraissait constituée par du pus concret (Obs. 107). Enfin signalons le cas de M. Richet (Obs. 93) qui trouva, au centre de la cavité, une matière fongueuse, et, à la périphérie, une substance comme cartilagineuse, tapissant des parois irrégulières formées de stalactites osseuses très-dures. Dans notre observation II, il est dit que la couronne de trépan penétra dans une petite cavité anfractueuse, remplie d'un tissu d'apparence fongueuse. L'observation V nous montre également une cavité intra-osseuse, couverte de fongosités, tapissées elles-mêmes par une légère couche de pus crémeux et blanchâtre. Dans l'observation VI, de même : cavité remplie par un tissu d'apparence fongueuse.

Cette membrane limitante a paru à divers observateurs douée d'une sensibilité excessive. Le fait a été constaté par Mac-Farlane (Obs. 20), Brodie (Obs. 28), M. Broca (Obs. 48), M. Duplay (Obs. 79), Nélaton (Obs. 103), et, si ce phénomène n'a pas été signalé plus souvent encore, c'est que, probablement, il n'a pas toujours été recherché. Mais il suffit qu'il ait été manifestement constaté par quelques observateurs consciencieux pour qu'il soit mis hors de doute. Dans le cas de M. Broca, le malade, bien que plongé dans le sommeil anesthésique, paraissait éprouver une vive souffrance, toutes les fois que, pendant l'opération, on arrivait au contact de la membrane d'enveloppe (Obs. 48). Cette sensibilité est assez curieuse ; elle l'est d'autant plus que, d'après M. Broca (1), aucune trace de filets nerveux n'a été découverte dans son épaisseur. C'est à la compression de cette membrane par la collection liquide que certains chirurgiens anglais ont cherché à rapporter les douleurs, souvent intolérables, qui caractérisent les abcès des os.

Comme nos tableaux en font foi, la trépanation a le plus souvent ouvert des cavités renfermant du pus en plus ou moins grande abondance, suivant le volume et suivant aussi le degré de réplétion de la poche. Ce liquide présente généralement les caractères d'un pus louable franchement phlegmoneux. Il s'écoule alors facilement à l'extérieur, dès qu'une issue lui est ouverte par la trépanation. Mais il n'en est pas toujours ainsi, et nous voyons en particulier, dans notre observation V, que le pus était épais et étalé en couche mince à la surface des fongosités qui tapissaient les parois de l'abcès.

Le pus peut être doué d'une consistance plus considérable encore et ressembler à de la matière tuberculeuse plus ou moins ramollie. C'est cet aspect, qui, suivant nous, a pu faire prendre, dans quelques cas, de véritables abcès pour des tubercules enkystés des os. Ne serait-ce pas là le cas de l'observation de Nélaton que nous avons résumée sous le nº 143?

Inutile de dire que les cavités que nous décrivons ne contiennent jamais de séquestre, si petit qu'il soit, puisque

(1) Broca (P.). — *Cyclop. of Practical Surgery*, t. III, p. 412.

nous avons eu soin, dès le début de notre travail, d'éliminer tous les faits de nécrose, comme n'appartenant pas à l'affection que nous décrivons.

Mais ces cavités ne renferment pas non plus toutes du pus. Nous avons trouvé, éparses dans la science, plusieurs observations dans lesquelles il est dit que le liquide présentait manifestement les caractères d'un liquide séreux, séro-purulent, ou séro-sanguinolent, bien que l'affection se fût accompagnée exactement des mêmes symptômes et eût occupé le même siége que les véritables abcès intra-osseux (Obs. 101, 102, 103, 104, 105).

Il existe même des faits plus curieux encore, puisqu'un certain nombre d'observateurs dignes de foi, tels que Richet, Nélaton, Broca, Gosselin, Ollier, ont rencontré un certain nombre de cas, dans lesquels la cavité parut vide ou du moins ne contenir qu'une couche de fongosités étalées sur les parois (Obs. 91, 92, 93, 94, 95, 96, 97, 98, 99, 100.) Ce n'est pas là un des traits les moins curieux de l'histoire des abcès des os. Nous chercherons à expliquer ce phénomène, à propos de la physiologie pathologique et à défendre notre opinion,qui consiste à considérer ces faits de cavités à contenu fongueux ou à contenu séreux comme de véritables abcès, dont le pus a disparu ou s'est modifié dans le cours de l'affection (p. 53 et 54).

M. Ed. Cruveilhier insiste, dans sa thèse (p. 33), sur la rareté des trajets fistuleux faisant communiquer l'abcès intra-osseux avec l'extérieur. Evidemment, cette terminaison n'est pas fréquente, et cela s'explique assez par la chronicité de la maladie, l'hypertrophie osseuse qui limite la cavité de toutes parts et par les sécrétions sous-périostales qui, en se déposant en couches successives, tendent à retarder indéfiniment l'époque de l'ouverture à l'extérieur; mais nous ne croyons pas qu'elle doive être considérée comme aussi rare que l'a indiqué M. Ed. Cruveilhier. On n'a pour s'en assurer qu'à jeter un coup d'œil sur le tableau spécial que nous avons consacré aux cas dans lesquels cette terminaison a été constatée. On verra que l'ouverture spontanée de l'abcès à l'extérieur s'est montrée dans vingt-trois cas sur cent-vingt-huit observations.

On peut trouver ces fistules à divers degrés de leur évolution. Parfois on trouve sur les parois de la cavité un petit diverticule en doigt de gant, qui doit être considéré comme une première tendance de l'abcès à l'ouverture spontanée. Si ce phénomène n'a pas été constaté plus souvent, c'est que la trépanation permet rarement d'étudier dans tous ses détails les parois de la cavité, gêné qu'on est par la profondeur du canal creusé par le trépan, le peu de lumière qui y pénètre, et l'hémorrhagie plus ou moins abondante qui résulte de la division du périoste et du tissu osseux.

Nous ne pouvons pas donner un meilleur exemple de ces diverticules qu'en citant le cas observé par M. Richet (Obs. 93). Ce chirurgien, grâce à l'amputation du membre malade, a pu scier le tibia transversalement et voir qu'il existait à la partie supérieure de la cavité un prolongement de 0,02 centimètres de longueur et, à la partie inférieure, un autre trajet qui s'arrêtait sous le périoste et qui était encore séparé des parties molles périphériques par toute l'épaisseur de cette membrane considérablement épaissie.

Grâce à l'habitude qu'a M. Duplay d'appliquer la bande d'Esmarch avant de pratiquer la trépanation des os plusieurs de nos observations particulières nous ont offert des exemples de ces trajets fistuleux incomplets. Dans notre observation IV, il est dit que dès qu'on eut incisé crucialement le périoste et qu'on en eut rejeté les lambeaux sur les côtés, on découvrit à la surface de l'os, mis à nu, un pertuis rempli de tissu fongueux et si étroit qu'il ne pouvait admettre l'extrémité d'un stylet. Une remarque analogue est faite dans notre observation V. Enfin dans notre observation VI, bien que les deux cavités, qui existaient dans l'épaisseur de l'os, se fussent ouvertes à l'extérieur, on pouvait constater, en outre, dans l'une d'elles, un autre canal qui en partait, mais qui se terminait en cul-de-sac à quelque distance de là.

Les fistules osseuses complètes, beaucoup mieux connues,

parce qu'elles ont été plus souvent observées, sont celles qui font communiquer plus ou moins directement la cavité intra-osseuse avec l'extérieur. Il ne faut pas les confondre avec les fistules des parties molles. Ces dernières, le plus souvent consécutives à des abcès sus-périostiques, ne s'accompagnent d'aucune dénudation de l'os.

Ces fistules osseuses complètes, auxquelles M. Chassaignac a appliqué l'expression heureuse de *trépanations spontanées*, pourraient faire penser à l'existence d'une nécrose centrale de l'os, si le trajet intra-osseux lui-même ne permettait pas, dans quelques cas, d'introduire un stylet jusque dans la cavité, et de s'assurer qu'elle ne renferme aucun séquestre.

Les abcès douloureux des os s'ouvrent généralement à l'extérieur par un trajet unique. Seule, l'observation de M. Morrant-Baker est un exemple de fistules multiples se rendant toutes à une même cavité intra-osseuse (Obs. 118).

Les orifices interne et externe de ces fistules sont généralement arrondis ou elliptiques et comme percés à l'emporte-pièce. Leur calibre est variable ; quelquefois assez large et assez direct pour permettre facilement l'introduction d'un stylet, le trajet est plus souvent étroit et tortueux, de telle sorte que la sonde ne peut être d'aucune utilité pour se rendre compte s'il n'existe pas un séquestre dans les parties profondes. Dans ce cas, la trépanation seule est capable de juger la question.

La longueur de ces fistules est variable suivant la profondeur de la cavité et suivant que leur direction est transversale ou oblique. Quant au trajet lui-même, il est, comme la cavité à laquelle il aboutit, généralement creusé au milieu d'un tissu osseux condensé et hypertrophié, pouvant acquérir dans quelques cas, une dureté comparable à celle de l'émail (Obs. 108). Ses parois sont souvent tapissées de fongosités analogues à celles qui recouvrent les différentes faces de la cavité elle même.

Si, comme le pense M. Ed. Cruveilhier, l'intégrité des articulations voisines de l'abcès est un des bons signes diagnostiques de l'affection qui nous occupe, il n'en est pas moins vrai que, de même que la collection purulente intra-osseuse se fraie parfois un passage jusqu'à l'extérieur, elle peut aussi se mettre en communication avec l'articulation la plus rapprochée. Nous avons pu rassembler plusieurs exemples de cet accident (Obs. 78, 80, 99, 108). Nous croyons même qu'ils seraient plus nombreux dans la science, si, lorsque cette complication malheureuse survient, le chirurgien n'était généralement pas absorbé par la gravité des lésions articulaires et s'il avait l'idée de chercher, dans l'existence antérieure d'un abcès des os, la cause possible des désordres produits.

Stanley (1) dit avoir observé plusieurs cas dans lesquels des lésions très-graves de l'articulation du genou avaient été consécutives à l'ouverture d'une collection purulente dans la jointure, à travers les parois de l'os.

M. S. Duplay (2), lors d'une communication qu'il fit à la Société de Chirurgie, émit l'idée que les abcès épiphysaires sont peut-être plus fréquents qu'on ne le croit et peuvent devenir le point de départ d'affections articulaires graves, dont la véritable origine nous échappe et dont on aurait prévenu le développement par la trépanation de l'os. Pour appuyer son opinion, il cite le fait d'un de ses malades (Obs. 80), qui présentait les signes d'une lésion grave de l'extrémité inférieure du tibia et de l'articulation tibio-tarsienne, et chez lequel il fut obligé d'amputer la jambe. Or, il s'agissait, dans ce cas, d'un magnifique abcès de l'extrémité inférieure du tibia, avec suppuration des parties avoisinantes, mais sans ouverture de l'articulation.

Comme on le devine, le résultat habituel de l'ouverture des abcès douloureux des os dans l'articulation voisine est une arthrite purulente aiguë. M. Henry Lee (3), cependant,

---

(1) Stanley. — *Treatise on Diseases of the Bones*, Philadelphia, 1849, p. 62.

(2) Duplay (S.). — *Bull. de la Soc. de Chir.*, séance du 3 février 1875.

(3) Lee (H.).—*On Suppuration in Bone ; with cases of Abscess in the Tibia successfully trephined.* In *London Journ. of Medicine*, t. IV, 1852, p. 7.

aurait observé des cas dans lesquels les cartilages étaient ulcérés et perforés sans qu'il y eût suppuration.

Les lésions articulaires dans le cours de l'évolution des abcès des os peuvent même se développer par simple raison de voisinage. C'est ainsi que, dans la septième observation de Sir Benj. Brodie (Obs. 109), il est dit qu'à l'autopsie du malade, on trouva un abcès dans le centre du tibia, que l'un des effets de cet abcès avait été l'absorption du cartilage de l'articulation et qu'il aurait pu s'ouvrir de ce côté. Si cette complication ne s'est pas montrée, ajoute Brodie, « c'est grâce à une ouverture qui se produisit sur l'une des faces du tibia et qui fit communiquer l'abcès intra-osseux avec l'extérieur. »

L'observation de M. Richet est aussi très-intéressante au point de vue des lésions articulaires qui peuvent se développer par voisinage. Dans l'examen qu'il fit du tibia malade, M. Ed. Cruveilhier s'exprime ainsi : « Ce qui fait le principal intérêt de la pièce, ce sont deux orifices que l'on aperçoit sur la face articulaire du tibia et situés tous les deux en avant du diamètre transversal de cette surface articulaire ; il faut les examiner avec soin pour ne pas les prendre pour des fistules communiquant avec la jointure ; en les examinant avec attention et faisant pénétrer dans ces petits pertuis des tiges fines, on parvient à reconnaître qu'il n'y a aucune communication entre la cavité de l'abcès et ces petites pertes de substance.

» La plus antérieure permet d'introduire un stylet dans une profondeur d'au moins 1 centimètre ; la seconde, n'a que 2 ou 3 millimètres de profondeur et, comme elle est pour ainsi dire à fleur de la coupe pratiquée sur l'os, on peut l'explorer facilement et constater qu'elle ne communique nullement avec la cavité.

» Il me paraît donc évident que ces pertes de substance ont débuté du côté de la surface articulaire ; mais il est évident aussi que l'une au moins est séparée de la cavité de l'abcès par une épaisseur d'os si minime, qu'il y aurait eu plus tard communication. »

Enfin, signalons un dernier phénomène qui a bien son

intérêt, comme complication articulaire de voisinage dans le cours des abcès douloureux des os. Dans trois observations (Obs. 37, 72, 110), l'affection s'accompagnait d'hydarthrose. Ce n'était point là une simple coïncidence ; l'hydarthrose était bien une conséquence de la présence de l'abcès dans l'extrémité osseuse voisine, puisque, dans les trois cas, la trépanation, en mettant un terme aux souffrances du malade et en le guérissant de son affection osseuse, a amené en même temps la disparition définitive de l'épanchement articulaire.

CHAPITRE V.

Physiologie pathologique.

Nous arrivons maintenant au point le plus délicat de notre étude, car nous allons nous trouver, à chaque instant, indécis sur la manière dont nous devrons interpréter tel ou tel phénomène.

Et tout d'abord, les abcès douloureux des os constituent-ils une affection primitive du tissu osseux ou sont-ils secondaires à une autre lésion morbide ?

Tous les auteurs ne sont pas d'accord à cet égard. M. Ed. Cruveilhier (1), s'appuyant sur les quelques faits dans lesquels, au lieu de pus, on n'a trouvé dans la cavité intra-osseuse qu'un liquide séreux ou séro-purulent, a cru pouvoir émettre l'opinion que quelques-unes des collections purulentes qu'on observe dans les os ont pour origine un kyste séreux. Suivant lui, ces kystes des os pourraient, par irritation de voisinage, déterminer l'éclosion d'une ostéite qui entraînerait à son tour, dans la suite, la suppuration du kyste. Pour M. Cruveilhier, la collection liquide serait donc primitive et l'ostéite un phénomène secondaire. Cette idée avait déjà été formulée par Nélaton, dans une leçon qu'il fit à l'hôpital des Cliniques le 25 novembre 1865, et que nous avons trouvée reproduite dans le *Journal des Praticiens* (2).

---

(1) Cruveilhier (Ed.). — *Loc. cit.*, p. 26.
(2) Nélaton. — *Journal des Praticiens*, t. XXXVI, p. 17, 1865.

Nous considérons cette hypothèse comme fort peu admissible, car ce n'est point là la marche habituelle des kystes des os. Ils restent indolents durant toute la durée de leur évolution, alors même qu'ils distendent le tissu osseux, parfois d'une manière considérable.

D'autres chirurgiens ont pensé que les abcès douloureux des os ont pour origine une nécrose centrale qui, par irritation, déterminerait autour d'elle la formation d'une collection de pus, puis le séquestre absorbé, la collection subsisterait. Aujourd'hui cette théorie n'est plus soutenable, car, il n'est plus admis qu'une portion d'os nécrosée puisse diminuer de volume et encore moins disparaître d'une cavité fermée de toutes parts. Lorsque le séquestre paraît nager dans une cavité beaucoup plus spacieuse que ne le comporte son volume, ce n'est pas le séquestre qui a diminué, c'est l'os vivant qui s'est résorbé tout autour de lui. Cette absorption de l'os vivant, sous l'influence de l'inflammation, est un phénomène bien connu.

D'autres auteurs, et en particulier Malespine (1842), ont cherché à expliquer la disparition des séquestres par leur dissolution. Cette théorie est encore moins facilement soutenable que la précédente ; aussi nous ne nous y arrêterons pas.

Mais ne peut-il pas y avoir exfoliation insensible du séquestre ? Nous avons peine à l'admettre, car il faut avouer qu'on trouverait au moins de la poussière osseuse au milieu du pus ; or, dans aucune observation, ce fait n'est signalé.

Il est donc évident que toute cavité purulente intra-osseuse non ouverte à l'extérieur et qui ne renferme aucune trace de séquestre ne peut avoir pour origine une nécrose.

M. Després (1), à propos d'un malade dont il avait trépané le tibia à l'hôpital Cochin, a récemment formulé une nouvelle théorie sur l'origine des abcès doulou-

(1) Després (A.). — *Bull. de la Soc. de Chir.*, séance du 3 oct. 1877, et *Union médicale*, 9 oct. 1877, n° 118, p. 553.

reux des os. Suivant lui, il y aurait tout d'abord ostéite condensante et oblitération des canaux de Havers ; puis, plus tard, un épanchement de sang se produisant dans un de ces canaux dilatés, le foyer hématique se transformerait en collection purulente. Comme l'a très-judicieusement fait observer M. Duplay à la Société de Chirurgie, il est difficile d'admettre qu'un canal de Havers, élément microscopique, devienne le siége d'un épanchement de sang.

Nous rappelons que, pour M. Broca, les abcès chroniques des os siégent dans le canal médullaire et sont dus, dans l'origine, à une médullite suppurative circonscrite, qui, en provoquant autour d'elle un travail d'ostéite condensante, augmente graduellement l'épaisseur et la dureté de l'os et oblitère le canal médullaire dans son voisinage. Sans nier que les abcès douloureux des os puissent avoir peut-être dans quelques cas cette origine, nous pensons que ces faits doivent être considérés comme exceptionnels.

Telles sont les différentes théories émises sur l'origine des abcès des os. Quant à nous, nous croyons qu'il s'agit presque toujours d'une inflammation primitive du tissus pongieux de l'extrémité de la diaphyse, c'est-à-dire d'une ostéite, qui, condensante à la périphérie, raréfiante au centre, devient suppurante dans la suite en un point circonscrit.

Nous allons voir que le processus ordinaire des ostéites subaiguë et chronique peut rendre compte, non-seulement de la formation des collections purulentes circonscrites au sein du tissu osseux, mais aussi expliquer les cas dans lesquels on ne trouve que des fongosités ou un liquide clair séreux ou séro-purulent dans les cavités.

C'est d'après les idées de Ranvier sur l'ostéite, idées qu'il a exposées avec tant de clarté dans un travail publié dans les *Archives de physiologie normale et pathologique* (1868), que nous allons chercher à rendre compte des diverses lésions que nous avons constatées chez les malades que nous avons observés et chez ceux dont les chirurgiens nous ont laissé les observations.

Pour Ranvier, disons-le de suite, toute inflammation

osseuse a pour source unique la suractivité des éléments cellulaires des os ; aussi ce qui prime toute l'évolution de l'ostéite, abstraction faite de ses formes diverses, le point d'origine, le caractère fondamental de cette affection, c'est la formation de cellules embryonnaires dans les espaces médullaires, les canaux de Havers et sous le périoste, dans tous les lieux, en un mot, où l'on rencontre de la substance médullaire.

Cet éminent histologiste a montré par des expériences sur les animaux et par des examens faits sur l homme, que toute ostéite est anatomiquement caractérisée à son début par une prolifération de cellules embryonnaires et par l'hypérémie du tissu osseux. Ce n'est que plus tard, et à condition que l'irritation soit forte, que l'on voit survenir les lésions propres à l'ostéite raréfiante, telles que les a décrites Gerdy (1) et qui sont caractérisées par l'agrandissement des canaux vasculaires et des aréoles du tissu spongieux. Mais, cette ostéite raréfiante, loin d'être comme l'a avancé Gerdy, le résultat de la dilatation des sillons, des canalicules et des ouvertures vasculaires, est produite par la résorption progressive du tissu osseux. Les cavités ainsi élargies sont remplies par les cellules embryonnaires et le tissu qu'elles forment par leur réunion est sillonné par les vaisseaux sanguins.

Mais, dans l'inflammation des os, tout n'est pas ostéite raréfiante, et, en particulier dans l'affection que nous étudions, ce qui domine généralement, nous insistons sur ce point, c'est la forme condensante (sclérose des os, éburnation).

Le point de départ de cette condensation osseuse est le même que celui de l'ostéite raréfiante. C'est aussi la prolifération du tissu médullaire en cellules embryonnaires, sous l'influence de l'irritation, qui lui donne naissance. Ces cellules embryonnaires préparent les matériaux de l'ossification, mais ceux-ci ne peuvent être utilisés pour le déve-

---

(1) Gerdy. — *Chirurgie pratique*, t. III, p. 80, 1855.

loppement de nouvelles trabécules osseuses que si le mouvement nutritif perd son intensité première. Aussi n'est-ce pas dans les points où l'irritation est vive que se formera du tissu osseux; celui-ci se déposera dans les points où elle est peu considérable. De plus l'irritation qui amène la condensation du tissu osseux, exerçant son influence à distance sur le périoste et le canal médullaire, il n'est pas étonnant de trouver cette cavité parfois oblitérée par un bouchon osseux, en même temps que les dépôts d'os nouveau sous le périoste contribuent à l'augmentation de volume de la partie.

Il ressort de ces données que: ostéite condensante et ostéite raréfiante sont deux résultats différents d'un même processus et ne représentent que des degrés divers dans l'intensité de l'inflammation.

Ces deux ordres d'altérations, ostéite raréfiante et ostéite condensante, peuvent être considérés comme constituant à eux seuls toutes les lésions de la forme d'inflammation osseuse que nous avons désignée sous le nom d'*ostéite douloureuse chronique* (ostéite à forme névralgique de M. Gosselin). Dans les cas de cette catégorie, l'inflammation n'a été sans doute, en aucun point, assez vive pour passer à la suppuration et tout s'est borné à la raréfaction du tissu osseux, dans les points les plus vivement enflammés, et à la condensation et même l'éburnation de l'os, dans les points où, au contraire, l'irritation était moins vive.

Théoriquement, nous pourrions considérer cette forme d'ostéite comme la première période des abcès douloureux des os. Malheureusement nous n'avons aucune preuve à donner à cet égard et ce n'est que l'identité des symptômes qui nous a engagé à rapprocher ces deux formes d'ostéite. Nous ferons cependant remarquer que dans quelques-unes des observations que nous avons rassemblées, il est dit que le tissu spongieux de l'os était, en un point circonscrit, creusé de vacuoles et que celles-ci étaient remplies d'une moelle rouge bourgeonnante (Obs. II, 11, 14, 15). Ne peut-on pas considérer ces cas comme une sorte de terme de passage, entre l'ostéite simple sans cavités bien nettes et les véritables abcès des os, et admettre que si l'irritation eût été un peu plus active, toutes ces vacuoles se seraient fusionnées en une seule, par absorption des quelques travées osseuses qui persistaient, et auraient produit une véritable cavité à contenu fongueux ou même purulent?

Nous arrivons ainsi à parler des abcès des os et à rechercher comment on peut expliquer leur formation. Cela nous paraît assez simple. On sait, en effet, combien histologiquement parlant, cellules embryonnaires et globules de pus sont difficiles à distinguer. Il suffira donc qu'en un point, l'irritation osseuse prenne une intensité plus vive pour qu'un grand nombre de ces cellules apparaissent et que la suppuration se manifeste. Du reste, ce n'est point là une simple vue de l'esprit, car des collections purulentes ont été observées fréquemment au sein d'un tissu osseux raréfié.

Voilà pour la formation du pus. Mais comment se fait-il que l'abcès des os, loin de siéger dans un tissu osseux raréfié, se montre toujours au milieu d'une zone plus ou moins épaisse d'ostéite condensante, zone dans laquelle le tissu osseux acquiert parfois une densité si grande, qu'il prend les caractères du tissu éburné et a pu, par sa dureté, être comparé à de l'émail? Cette objection aurait de la valeur s'il s'agissait d'une ostéite aiguë, mais l'abcès douloureux des os constitue une affection essentiellement chronique, chronique à tel point, qu'on l'a vue persister parfois pendant vingt-cinq et même trente ans. Dans ces conditions, ne peut-on pas supposer que l'inflammation, assez vive à un certain moment pour aller jusqu'à la suppuration d'un point limité de l'os, s'est apaisée dans la suite, et a mis les parties voisines du foyer de suppuration dans les conditions requises pour donner naissance à des ostéoblastes et de la substance osseuse ou autrement dit à de l'ostéite condensante. On pourrait peut-être aussi admettre que, dans quelques cas, il s'agit d'une ostéite récidivée sur une lésion ancienne et que la raréfaction et la suppuration se sont faites au sein d'un ancien tissu condensé, dont une partie a repassé à l'état embryonnaire. Cette dernière hypothèse pourrait s'appliquer aux cas dans lesquels il est dit que le trépan eut à traverser un tissu très-vasculaire et facilement dépressible avant d'arriver à la cavité purulente (Obs. 45, 82, 85).

J'ai déjà indiqué, dans le cours de ce travail, qu'on avait observé plusieurs faits, dans lesquels la cavité, au lieu de contenir du pus, était distendue par un liquide plus ou moins transparent, séreux ou séro-purulent, parfois coloré par une petite quantité de sang. On se souvient que c'est à propos de cette variété que M. Ed. Cruveilhier a cru pouvoir bâtir sa théorie de l'origine kystique des abcès intra-osseux, théorie dont nous croyons avoir démontré le peu de fondement.

On pourrait supposer que les bourgeons charnus très-vasculaires, qui remplissaient peut-être primitivement la cavité, ont secrété directement la sérosité et que celle-ci, en s'accumulant peu à peu, a refoulé les fongosités sur les parois sous forme de membrane.

Nous croyons plus raisonnable d'admettre que ces cavités à contenu séreux ont constitué, à un moment donné, de véritables abcès, mais que le pus, primitivement épanché dans la cavité, s'est, en raison de la longue durée de la maladie, séparé en ses deux parties constituantes, liquide et solide, la partie liquide continuant à remplir et à distendre la cavité, tandis que la partie solide, représentée par les éléments figurés du pus, s'est déposée peu à peu sur les parois de la cavité.

Nous avons aussi déjà dit que, dans quelques cas, toute trace de liquide avait paru faire défaut et que la cavité intra-osseuse ne semblait contenir que des bourgeons charnus plus ou moins rouges et vasculaires; que, d'autres fois, on n'avait trouvé qu'une légère couche de pus concret étalé à la surface de la membrane qui tapissait la cavité. Notre observation V en est un exemple. Dans ce cas, la trépanation mit à découvert une cavité intra-osseuse bien circonscrite, tapissée par une membrane mollasse dont l'aspect rappelait complétement les bourgeons charnus d'une plaie qui suppure. Grâce à l'application de la bande d'Esmarch, l'opération fut exsangue et l'on parvint à découvrir à la surface de cette membrane des produits blanchâtres épais, trahissant vraisemblablement une purulence antérieure de la cavité. Sans l'appareil d'Esmarch, ces détails auraient sans doute passé inaperçus Mais ce qui nous a surtout frappé, c'est que la cavité circonscrite par cette membrane paraissait vide et représentait un espace du volume d'une noisette. Le vieil aphorisme « la nature a horreur du vide » nous revenant à l'esprit, nous avons cherché l'explication du phénomène et sommes arrivés à penser que, vraisemblablement, l'application de la bande d'Esmarch sur le membre malade pendant l'opération, en décongestionnant les fongosités, les avait fait diminuer de volume et avait déterminé leur retrait sur les parois de la cavité.

D'autres fois encore, on n'a trouvé dans la cavité que du pus concret et ayant subi la transformation caséeuse dite tuberculeuse. Dans ces cas, il ne s'agit vraisemblablement pas de tubercules, mais simplement d'un vieux foyer inflammatoire dans lequel la partie liquide du pus a été résorbée, tandis que ses éléments figurés se sont déposés sur les parois.

Je reconnais que les idées que je viens d'émettre sont théoriques et qu'elles auraient besoin d'une démonstration; mais il me semble qu'on ne peut leur refuser de donner tout au moins une explication assez plausible des différentes particularités qui ont frappé les observateurs.

Il nous reste à dire quelques mots des abcès douloureux des os ouverts à l'extérieur. Les abcès intra-osseux, comme tous les abcès, ont une tendance à s'accroître et à distendre la cavité qui les contient. Le pus exerce une pression permanente sur les parois jusqu'à ce qu'il triomphe de leur résistance et se mette en rapport avec l'extérieur par un trajet fistuleux.

Il est vraisemblable que le processus qui creuse ces fistules consiste encore en un travail de raréfaction inflammatoire progressive du tissu osseux ; mais il est à observer qu'en même temps que l'abcès cherche à se frayer un passage du côté de la surface de l'os, il détermine une irritation de voisinage, qui a pour effet d'augmenter l'épaisseur de l'os par des dépôts sous-périostés successifs et de retarder son ouverture spontanée. De là, la durée considérable de l'affection. Dans quelques cas cependant le travail d'ulcération continuant, les lamelles qui ont résisté quelque temps sont résorbées et finalement le pus arrive sous les téguments. Là, il forme un abcès qui, à son tour, perfore la peau et établit une communication entre la cavité et l'extérieur. C'est à ce travail que Chassaignac avait attaché le nom pittoresque de *trépanation spontanée.*

L'abcès se vide si l'ouverture est suffisamment large, ce qui est fort rare ; c'est dans ce cas que la guérison spontanée peut survenir. On comprend aussi que si ce travail de raréfaction fistuleuse s'établit du côté de l'articulation voisine, l'abcès intra-osseux peut devenir l'origine d'une arthrite suppurée, complication sur la gravité de laquelle il n'y a pas lieu d'insister ici.

Un des traits les plus remarquables de l'affection que nous décrivons réside dans son siége presque exclusif dans l'une des extrémités de la diaphyse d'un os long et dans la spontanéité de son développement chez des sujets dont la croissance n'est pas terminée. Est-il possible de donner la raison de ces phénomènes ?

Duhamel de Monceau, vers le milieu du siècle dernier, a démontré, le premier, que l'accroissement des os en longueur se fait presque en entier par leurs extrémités et il l'expliquait par une sorte d'extension des parties non encore complétement solidifiées. Ce fut Flourens qui démontra que l'allongement est dû à l'addition de couches osseuses nouvelles déposées par le cartilage dia-épiphysaire du côté de la diaphyse et que les épiphyses n'y participent que pour une faible part. Le développement de celles-ci est, en effet, beaucoup plus lent, et ce n'est que lorsqu'elles sont ossifiées dans toute leur épaisseur que le cartilage de conjugaison finit par être envahi à son tour. C'est alors que se montre la soudure entre la diaphyse et les épiphyses, et que l'os cesse de s'accroître en longueur.

Cette soudure se fait à des époques assez précises, mais différentes pour les divers os du squelette. Ajoutons qu'elle est généralement un peu plus précoce chez la femme que chez l'homme. Voici, en combinant les données que nous ont fournies les ouvrages d'anatomie descriptive de M. Cruveilhier et de M. Sappey, les limites d'âge entre lesquelles les épiphyses des principaux os de l'économie se soudent à la diaphyse voisine.

Tibia.........	L'épiphyse inférieure se soude à la diaphyse à l'âge de	16 à 18 ans.
»	— supérieure	18 » 25 »
Fémur.........	— inférieure................	22 » 25 »
	— supérieure................	17 » 20 »
Humérus......	— inférieure	16 » 17 »
	— supérieure................	20 » 25 »
Radius........	— inférieure................	20 » 25 »
	— supérieure................	16 » 10 »
Péroné........	— inférieure	18 » 19 »
	— supérieure................	19 » 22 »
1er métacarpien.	Epiphyse se soude à la diaphyse à l'âge de..	16 » 20 »
	Phalanges.........................	16 » 20 »
Maxillaire inférieur.	Les deux moitiés se soudent dans la première année.	

Ces indications présentent quelque intérêt, parce que si l'on consulte nos tableaux d'observations, on pourra s'assurer que, dans presque tous les cas, le début de l'affection remontait à une époque où la soudure entre les diaphyses et les épiphyses n'était pas terminée. Et comme dans la grande majorité de ces cas, la lésion osseuse siége dans la région juxta-épiphysaire de l'os, on peut conclure que la cause première du développement des abcès aux extrémités des diaphyses réside probablement dans l'activité organique de cette région et dans les modifications incessantes qui s'y passent pendant la période de croissance.

On n'a pas encore signalé de fait bien authentique où

l'abcès siégeât dans la véritable épiphyse de l'os. Du reste, rien d'extraordinaire dans cette intégrité habituelle des épiphyses. Ne savons-nous pas que l'activité organique y est presque nulle et que tout le travail d'accroissement de l'os se fait entre le cartilage de conjugaison et la portion juxta-épiphysaire de la diaphyse? Aussi M. Ed. Cruveilhier a-t-il eu tort, suivant nous, de considérer en bloc comme épiphyses toutes les portions renflées terminales des os; il est très-important, au contraire, au point de vue de la physiologie pathologique, de distinguer, dans ces renflements, ce qui appartient à l'épiphyse et ce qui revient à la portion juxta-épiphysaire de la diaphyse. Cette distinction donne la clef d'une foule de faits pathologiques intéressants, inexplicables sans cela et, en particulier, le siége spécial de l'affection que nous décrivons et la spontanéité de son développement.

Ces caractères nous ont, dès l'abord, vivement frappé, et nous ne pouvons nous empêcher de faire remarquer combien, à ces divers points de vue, cette affection a de l'analogie avec l'ostéite épiphysaire aiguë des adolescents.

Les deux affections se montrent spontanément chez des jeunes sujets, à une époque où l'accroissement du squelette n'est pas terminé; toutes les deux ont pour cause prédisposante, la vascularisation et l'exagération du travail nutritif, qui se produit au voisinage du cartilage dia-épiphysaire pour l'accroissement de l'os en longueur et l'achèvement de l'ossification : toutes les deux peut-être reconnaissent comme cause déterminante fréquente les longues courses et la station verticale longtemps prolongée, au moment où il se fait une poussée de croissance.

Si, au point de vue clinique, ces deux affections se présentent avec des symptômes essentiellement différents, c'est que, dans l'une, l'inflammation est très-aiguë et arrive, dans la plupart des cas, rapidement à la suppuration, tandis que, dans l'autre, la marche est essentiellement chronique et la durée fort longue avant que le pus se fasse jour spontanément à l'extérieur.

Mais, nous l'avons déjà indiqué, tous les abcès douloureux des os ne siégent pas dans la région dite juxta-épiphysaire ; ils peuvent se développer, bien que le cas soit rare, en un point quelconque de la diaphyse. Ces derniers reconnaissent-ils la même origine que les précédents ; peuvent-ils, eux aussi, être rattachés au développement du tissu osseux ? Notre très-honoré maître, M. Duplay, a une tendance à l'admettre. Dans une leçon clinique qu'il fit en 1877 à l'hôpital Saint-Louis, au sujet d'un malade dont nous reproduisons l'observation (Obs. V), il émit l'opinion que « épiphysaires ou diaphysaires, les abcès des os sont le plus souvent liés au développement du tissu osseux. »

En effet, pendant que les os augmentent de longueur au niveau des cartilages dia-épiphysaires, ils prennent de l'épaisseur par l'intermédiaire du périoste. Il se passe au-dessous de la lame périostale, au moment de la croissance, des phénomènes analogues à ceux que nous avons signalés dans la région juxta-épiphysaire. Aussi peut-on supposer que la cause première des abcès spontanés de la diaphyse réside dans un état de suractivité organique de la couche ostéogène sous-périostale et que, sous certaines influences, le plus souvent inconnues, le travail formateur de l'os peut dépasser les limites normales et prendre les caractères d'une véritable inflammation.

On pourrait objecter que l'abcès, s'il en est ainsi, devrait siéger sous le périoste et non pas dans l'épaisseur du tissu compacte, mais nous ferons remarquer que les abcès des os, datant le plus souvent de l'enfance ou de l'adolescence, ne sont souvent reconnus par le chirurgien qu'à une époque plus ou moins éloignée de leur début, quelquefois seulement dans l'âge adulte, et que rien ne s'oppose alors à ce qu'on puisse admettre que le foyer inflammatoire, en se recouvrant progressivement de couches osseuses de nouvelle formation, s'est éloigné peu à peu du périoste, tandis que le travail de résorption, qui se passe du côté du canal médullaire, l'a rapproché du centre de l'os.

C'est là, sans doute, ce qui s'est passé chez le malade qui fait le sujet de notre observation V et qui présentait une tuméfaction très-manifeste de la portion diaphysaire du tibia. Ce gonflement, qui ne commençait qu'à quatre travers de doigt au-dessus des malléoles et qui remontait jusqu'à la partie moyenne de l'os, dans une étendue de douze centimètres, était survenu sans cause appréciable. Le trépan ne fit pas moins découvrir un abcès siégeant dans l'épaisseur du tissu compacte de la diaphyse.

Lorsque tout en occupant le corps de l'os, l'abcès se rapproche de son quart supérieur ou de son quart inférieur, l'on pourrait peut-être faire une autre supposition ; car alors, pour peu que le début de l'affection remonte à une époque reculée, dix ou quinze ans, par exemple, le mode d'accroissement de l'os en longueur nous permet de penser que le foyer inflammatoire, primitivement assez voisin du cartilage de conjugaison et des points physiologiques d'accroissement de l'os, s'en est éloigné progressivement et est arrivé à siéger dans un point assez distant de celui qu'il occupait à l'époque du début.

CHAPITRE VI.

Symptomatologie.

Si un jeune homme se plaint de ressentir, depuis plusieurs années, des douleurs vives au niveau d'une des extrémités du tibia; si ces douleurs, sourdes et intermittentes au début, se sont accusées de plus en plus, si elles sont devenues continues avec exacerbations nocturnes, si elles augmentent par la marche et la station verticale, si elles ont résisté à tous les remèdes dirigés contre elles, si elles s'accompagnent d'un gonflement limité en un point du tibia, sans altération de la peau, sans participation de l'articulation voisine ; si cette tuméfaction a augmenté graduellement, si elle est particulièrement sensible à la pression en un point circonscrit de son étendue, vous pouvez raisonnablement soupçonner l'existence d'un abcès douloureux des os.

Tels sont, en effet, rapidement esquissés, les traits principaux de l'affection dont nous avons à faire la description. Nous devons maintenant revenir en détail sur chacun de ces symptômes et étudier les variétés d'aspect qu'ils peuvent revêtir suivant les sujets.

Début. — Dans la plupart des cas, la maladie est chronique d'emblée ; aussi ne faut-il pas s'étonner de voir le mode de début être le plus souvent assez mal accusé par les malades. Le premier phénomène qui a généralement attiré leur attention est une douleur au niveau de l'une des extrémités d'un os, douleur qui est survenue, le plus souvent, sans cause appréciable et qui s'est bientôt accompagnée d'un gonflement hyperostosique plus ou moins prononcé.

Quelques malades invoquent bien, comme point de départ des accidents dont ils souffrent, un coup ou une chute sur le point affecté de l'os, mais ce traumatisme est souvent d'une nature si insignifiante, qu'il est difficile d'admettre qu'il ait eu une grande influence sur le développement de l'affection.

D'autres fois, quoique encore assez rarement, le point de départ de la lésion semble avoir été une ostéite aiguë. Plusieurs malades ont noté, comme premier phénomène, un abcès des parties molles qui s'est ouvert et a été même parfois suivi de l'expulsion de quelques parcelles osseuses nécrosées. C'est sans doute à des cas de ce genre qu'il faut rapporter le mouvement fébrile que M. Ed. Cruveilhier a signalé comme assez fréquent au début de l'affection que nous étudions. Quoi qu'il en soit, cette ostéite aiguë a laissé après elle une hyperostose et une condensation plus ou moins prononcée du tissu osseux, qui est devenu plus tard le siége des douleurs caractéristiques de l'affection qui nous occupe.

Une fois la maladie confirmée, trois signes principaux dominent presque toute la scène ; ce sont : la chronicité du mal, la douleur et le gonflement de l'os.

Douleur. — C'est là un symptôme de premier ordre et qui, par ses caractères spéciaux, est même le point principal sur lequel le clinicien doit s'appuyer pour le diagnostic.

Il est rare que le malade souffre beaucoup dès le début. Nous en avons cependant un exemple dans une des observations de Brodie (Obs. 28). Il s'agissait d'un jeune homme de seize ans, qui, un soir en se mettant au lit, éprouva une douleur subite et très-vive au-dessus de la cheville de la jambe gauche et qui, dès le jour suivant, se trouva incapable de poser le pied par terre, en raison de l'intensité des douleurs qu'il ressentait. Mais ces cas sont très-exceptionnels ; le plus souvent, cette douleur est d'abord sourde et assez supportable pour que le malade puisse continuer à marcher et à vaquer à ses occupations. Elle est généralement intermittente et se montre à des époques plus ou moins éloignées et avec une intensité plus ou moins grande, suivant les cas. Puis, peu à peu, les souffrances s'accusent davantage et les accès se rapprochent pour prendre parfois une intensité telle, que le malade ne peut plus se livrer à aucune occupation sérieuse.

Il est fort rare que la douleur, dès le début, se montre d'une manière continue ; c'est même un de ses caractères les plus remarquables de s'affaiblir considérablement, après avoir été très-vive pendant des jours ou des semaines, et de disparaître même complétement pendant un espace de temps quelquefois assez long. Dans la deuxième observation de Brodie (Obs. 27), il est dit que le malade eut une rémission qui dura un an ; dans la cinquième (Obs. 30), que la douleur disparut spontanément pendant plusieurs mois. Nous pourrions citer beaucoup d'exemples analogues.

Mais il est à noter que, généralement, lorsque la maladie existe depuis un certain nombre d'années, la douleur bien qu'elle puisse présenter d'un jour à l'autre des variations d'intensité très-considérables, ne disparaît jamais complétement. En un mot, elle devient continue, c'est-à-dire que jamais le malade n'est un moment sans la ressentir, s'il porte son attention sur son mal. Très-souvent, en outre, elle arrive à présenter des exacerbations d'une violence extrême.

Ces crises douloureuses peuvent se montrer à toute heure du jour, mais elles éclatent de préférence durant la nuit. Presque toutes les observations signalent cette recrudescence nocturne qu'on peut attribuer à la chaleur du lit. Le malade ne peut goûter un moment de repos, ou, s'il vient à s'endormir pendant quelques instants, il est brusquement réveillé par une nouvelle crise. Cette privation de sommeil est une des conséquences les plus fréquentes, en même temps qu'une des plus pénibles des abcès des os. Aussi est-elle souvent le premier phénomène que le malade accuse quand on l'interroge. Dans une des observations contenues dans la thèse de M. Perret (Obs. 9), il est dit que le malade ne dormait plus depuis dix mois ; dans une autre (Obs. 121), depuis vingt-deux mois. De longues privations de sommeil ont également été notées par Simon (Obs. 43) et H. Lee (Obs. 37).

Ces accès douloureux sont parfois assez réguliers dans le moment de leur apparition, pour avoir attiré l'attention de quelques observateurs. Chez le malade de M. Bendz (Obs. 111), la douleur se montrait vers minuit avec une grande intensité et ne disparaissait que vers huit heures du matin. Dans une observation de M. Henry Lee (Obs. 33), elle était surtout vive la nuit et quittait le malade régulièrement vers cinq heures du matin Dans l'observation de M. Ed. Cruveilhier, il est dit que « le malade se couchait à neuf heures et dormait paisiblement jusqu'à minuit ; il était alors réveillé par une douleur aiguë, et de minuit à quatre heures du matin, les souffrances offraient toute leur acuité ; vers quatre heures, une rémission à peu près complète permettait au malade de goûter quelques instants de repos » (Obs. 103).

Le plus souvent, ces paroxysmes se montrent pendant quelques jours, une ou plusieurs semaines, puis font place à une nouvelle relâche. Pendant la durée de ces crises, la position du malade est véritablement lamentable, et l'on n'en finirait pas si l'on voulait rapporter toutes les comparaisons que les malades ont inventées pour exprimer l'intensité de leurs souffrances. Il semble à quelques-uns qu'ils ont comme un tison allumé au centre du mal (Obs. 103), à d'autres qu'on leur transperce l'os avec une vrille, qu'on les frappe à coups de marteau (Obs. II), qu'on les pique à coups de lancette (Obs. 103), qu'on les serre dans un étau. Pour beaucoup, c'est une douleur contusive profonde, une sensation de déchirure ; un grand nombre enfin la dépeignent comme rongeante, térébrante, lancinante, etc.

Le siége de ces douleurs est, en général, bien circonscrit ; le malade les rapporte toujours à un même point, qui correspond à la partie de l'os qui est le siége de la tuméfaction. Cependant ce caractère n'est pas constant. Il est quelques malades qui, à côté de ces douleurs nettement localisées, accusent par moments des élancements d'intensité variable qui, partant du siége du mal, s'étendent dans les parties voisines en décroissant de violence à mesure qu'elles s'éloignent du point tuméfié. Ces douleurs irradiantes ne paraissent pas suivre le trajet connu des nerfs de la région. Elles sont très-variables d'un malade à un autre ; chez la plupart, elles font même complétement défaut. Lorsqu'elles existent, elles se font sentir, soit du côté du coude-pied, soit du côté du genou et de la hanche ; quelquefois dans ces deux directions à la fois.

A mesure que l'affection devient plus ancienne, l'intensité, la fréquence et la durée des accès douloureux vont en s'accroissant. Les souffrances deviennent excessives malgré tous les traitements, et il est arrivé plusieurs fois que des malheureux, à bout de force et de patience, sont venus réclamer à grands cris l'amputation, pour être délivrés des tortures qu'ils enduraient parfois depuis plusieurs années.

Est-il possible de donner la raison de ces douleurs atroces ? Nous croyons la chose très-difficile dans l'état actuel de la science. Sir B. Benj. Brodie les rapportait à la distension excessive du tissu osseux par la collection liquide épanchée dans une cavité inextensible. M. Broca (1) et M. W. Savory (2) donnent la même explication. M. Henry Lee (3) admet, en outre, que chaque nouvelle attaque de douleurs est déterminée par une nouvelle sécrétion de liquide dans la cavité.

Pour M. J. Erichsen (4), « la douleur est parfois simplement due à la distension du périoste par l'os augmenté de volume et, il suffit alors, de diviser les parties molles et cette mem-

---

(1) Broca (P.). — *Cyclop. of Practical Surgery*; art. *Osteitis*, t. III. p. 413.

(2) Savory (W.). — *Clinical Lecture on a case of Abscess of the Tibia*. In *The Lancet*, p. 791, vol. I. 1874.

(3) Lee (H.). — *On Suppur. in Bone ; with cases of Abscess of the Tibia successfully trephined*. In *London Journ. of Medicine*, t. IV, 1852, p. 12.

(4) Erichsen (John). — *Clinical Lecture on some Diseases of Bones requiring the use of the Trephine*. In *The Lancet*, 1856, vol. II p. 34.

brane épaissie, pour amener une diminution immédiate des douleurs. Mais plus souvent, celles-ci doivent être rapportées aux lésions de l'os lui-même qui, très-dur et très-hypertrophié, comprime les parties internes. Dans ce cas, une simple division du périoste ne suffit pas; il devient nécessaire d'enlever, au moyen du trépan, une rondelle du tissu compacte condensé pour diminuer la tension à laquelle est soumis l'intérieur de l'os. »

D'après M. Gosselin (1), la présence dans le tissu osseux d'une cavité distendue par un liquide, n'est pas suffisante pour expliquer les douleurs qu'éprouvent les malades, puisque ces phénomènes douloureux peuvent s'observer dans la forme d'ostéite qu'il a décrite sous le nom d'ostéite à forme névralgique et dans laquelle il n'existe pas de cavités circonscrites dans l'épaisseur du tissu osseux. Suivant lui, la douleur pourrait bien être due à une névrite par propagation. M. Gosselin s'appuie, pour soutenir cette opinion, sur les recherches de Kobelt, Gros et Kölliker qui ont découvert des filets nerveux dans le tissu propre des os. Le tissu osseux venant à s'enflammer comprime d'abord, enflamme ensuite les nerfs et détermine les douleurs en question. Si la trépanation fait disparaître ces douleurs, c'est vraisemblablement en détruisant directement les filets nerveux ou bien en provoquant une poussée d'ostéite aiguë qui, en se terminant par résolution, peut permettre aux canaux osseux qui contiennent les nerfs comprimés, de reprendre un peu plus de largeur.

Pour M. Perret (2), la douleur est une conséquence de la multiplication rapide des cellules de la moelle qui, en passant à l'état embryonnaire, s'étranglent contre les lamelles osseuses périphériques.

Terminons en disant que, pour M. S. Duplay (3), la sen-

---

(1) Gosselin. — *Sur les Faux Abcès des Os longs*, etc. In *Bull. de l'Acad. de Méd.*, 5 oct. 1875.

(2) Perret (S.). — *De la Trépanation dans les Abcès des Os et dans l'Ostéite à forme névralgique*. Thèse de Paris, n° 160, p. 79, 1876.

(3) Duplay (S.). — *Tribune médicale*, 4 avril 1875, p. 317.

sation de plénitude qu'accusent beaucoup de malades dans les positions déclives du membre et à la suite de la marche, est peut être due à la turgescence des sinus veineux, dont est creusée la substance osseuse autour de la cavité purulente.

Quelle que soit la durée de l'affection, quelle que soit l'intensité des douleurs, l'absence complète de fièvre est la règle. Ce n'est que dans quelques rares observations qu'il est indiqué qu'à la période la plus aiguë des paroxysmes le malade accusait de la céphalalgie, de la chaleur de la peau et restait dans un état d'abattement plus ou moins prononcé une fois que les douleurs avaient cessé. Nous trouvons ces circonstances relatées dens le cas observé par M. Ed. Cruveilhier à l'hôpital des Cliniques (Obs. 103).

Influence de la marche sur le retour des douleurs. — La marche et la station debout exercent généralement une influence fâcheuse sur le retour des douleurs ; beaucoup de malades même, au début de l'affection surtout, ne souffrent que lorsqu'ils ont marché pendant un certain temps. Ce phénomène peut s'expliquer, jusqu'à un certain point, par l'afflux plus considérable du sang dans les parties affectées, sous l'influence de l'exercice et par la gêne que cause à la circulation en retour, le gonflement profond de la région.

Cette influence de la marche était en particulier très-manifeste dans le cas d'un jeune homme (Obs. V) que nous avons observé en 1877 dans le service de M. Duplay. Chez lui, les douleurs reparaissaient chaque fois qu'il reprenait ses occupations et disparaissaient, au contraire, quand il cessait de travailler et prenait du repos. Dans notre observation III, il est dit que la malade souffrait d'autant plus le soir, qu'elle avait plus marché dans la journée. Chez Georges François (Obs. IV), les douleurs étaient aussi réveillées par la marche et la station verticale.

Cette influence est encore très-nettement indiquée dans une observation de M. Duplay (Obs. 79). Le malade, dès qu'il marchait, ressentait dans l'extrémité inférieure du tibia des douleurs d'abord sourdes, profondes, qui devenaient de plus en plus vives à mesure que la fatigue survenait. Aussi ses souffrances étaient-elles surtout vives le soir à la fin de sa journée de travail. Nous pourrions citer beaucoup d'autres exemples.

Parfois la simple position déclive du membre exaspère les douleurs. C'était le cas du malade de M. Duplay dont nous venons de parler. Une malade de Henry Lee (Obs. 37) ne souffrait beaucoup que lorsque le poids du corps reposait sur le membre ou que le genou était dans la flexion.

L'influence pernicieuse de la marche sur le retour des douleurs n'est cependant pas constante. Nous pouvons même citer un malade de M. Henry Lee (Obs. 33) qui ne trouvait la nuit d'autre moyen de soulagement que de se lever et de marcher un peu.

Influences atmosphériques. — Chez quelques malades les douleurs ont paru être influencées par les variations de température ou d'humidité de l'air. Il est plusieurs observations qui se rapportent à des malades dont les douleurs se montraient particulièrement vives pendant les temps froids et humides.

Sensibilité locale. — La douleur à la pression fait très-souvent défaut ; elle n'est, du moins, notée,que dans un nombre assez restreint de cas. Lorsqu'elle existe, elle reste généralement localisée au point comprimé et disparaît presqu'aussitôt qu'on cesse la compression. C'est le tissu osseux lui-même ou, tout au moins, le périoste qui est douloureux, car une pression superficielle, n'exerçant son action que sur la peau, reste complétement sans résultat.

Cette sensibilité peut occuper toute l'étendue du gonflement (Obs. II, III, V, 10, 30, 43, 52, 79, 84, 100, 101, 103). Un des malades de nos observations particulières (Obs. III), comparait cette douleur à celle qui résulte de la pression d'un abcès dont on cherche à faire sortir le pus. Mais, et c'est là ce qui fait surtout l'intérêt de ces douleurs provoquées, il existe presque toujours un point circonscrit de l'os beaucoup plus sensible que les autres à la pression. Très-souvent même, la douleur ne peut être réveillée que par la compression exacte de ce point spécial, souvent si limité, qu'il ne dépasse pas l'étendue d'une pièce de cinquante centimes. Ce point hyperesthésique est généralement facile à découvrir, car il occupe presque toujours, soit la partie la plus saillante de la tuméfaction, soit un point où la peau présente quelque changement dans son aspect extérieur. Dans notre observation V, la sensibilité était surtout vive en un point où une palpation minutieuse de l'os permettait de reconnaître une petite saillie en forme d'aiguille osseuse Chez Ouvré Marie (Obs. II), la pression de l'os était douloureuse dans toute l'étendue du gonflement, mais la sensibilité était surtout vive au niveau d'une tache brunâtre que présentaient les téguments.

La connaissance de cette limitation exacte et très-circonscrite de la douleur en un point déterminé de la tuméfaction est très-utile dans la pratique; car, si l'on applique le trépan en ce point, on est presque sûr de tomber du premier coup dans la cavité purulente intra-osseuse. On devra donc toujours rechercher, par une palpation minutieuse de la région malade ce siége maximun des douleurs, de manière à le choisir de préférence à tout autre, comme point d'application de la couronne de trépan.

Gonflement. — Un second signe dont l'importance est également considérable dans le diagnostic des abcès douloureux des os, c'est l'augmentation de volume de la région malade.

Le gonflement se montre généralement de bonne heure, et presqu'en même temps qu'apparait la douleur ; les deux phénomènes augmentent alors concurremment, à mesure que la maladie fait des progrès. Inutile de dire que cette tuméfaction osseuse ne doit pas être confondue avec celle des parties molles, qui, du reste, lorsqu'elle existe, est généralement fort peu prononcée. Le gonflement s'observe dans presque tous les cas, mais à des degrès très-divers. Il fait rarement complétement défaut (Obs. 33), mais il peut être fort peu prononcé pendant assez longtemps et l'affection n'être caractérisée que par les phénomènes douloureux. Dans ces cas, il est quelquefois plus appréciable au toucher qu'à la vue.

La tuméfaction osseuse augmente en général graduellement ; peu saillante tout d'abord, elle se dessine peu à peu et se prononce de plus en plus à mesure que l'affection devient plus ancienne. Parfois cependant, on a noté un arrêt momentané dans son développement. Chez un malade de Brodie, le gonflement resta stationnaire pendant une année, à la suite d'une incision pratiquée sur le périoste. Chez le malade de M. Richet (Obs. 93), une application de pointes de feu eut un résultat analogue.

L'étendue de la tuméfaction est généralement peu considérable. Suivant M. Broca, elle dépasse rarement le tiers de la longueur totale de l'os. Ce n'est que dans quelques cas qu'on l'a vue envahir jusqu'aux deux tiers du tibia (Obs. 71, 113, 117). Chez le malade de M. Nélaton, observé par M. Ed. Cruveilhier (Obs. 103), et chez celui de M. Richet (Obs. 93), elle ne dépassait pas sept centimètres en hauteur ; chez celui de M. Henry Lee (Obs. 33), le gonflement qui siégeait au tiers moyen de l'os avait une longueur de quatre à cinq pouces. Enfin chez le malade qui fait le sujet de notre observation V, il a été évalué à douze centimètres.

Quant à l'augmentation de volume subie par l'os malade, voici le résultat de quelques mensurations pratiquées par quelques observateurs : M. Ed. Cruveilhier sur le malade de Nélaton (Obs. 103), a trouvé que la jambe affectée mesurait en circonférence vingt-deux millimètres de plus que la jambe saine. Chez le malade de M. Savory (Obs. 76), et chez un de ceux de Brodie (Obs. 30), l'augmentation de la circonférence du membre fut évaluée à un pouce. M. Henry Lee (Obs. 37) donne l'observation d'une jeune femme de 24 ans, dont la jambe gauche mesurait un demi-pouce de plus que la jambe droite.

Chez le malade qui fait le sujet de notre observation V, la face interne du tibia, dans le point le plus saillant de la tuméfaction, mesurait sept centimètres de largeur, tandis que le tibia sain, mesuré au même niveau, n'en présentait que quatre. Dans une observation de M. Perret, le péroné malade était d'un centimètre plus épais que le péroné sain (Obs. 121); chez le malade de M. Kirby (Obs. 108), il est dit que le tibia du côté affecté était d'un tiers plus large que l'autre. Enfin pour terminer, chez l'enfant soigné par M. Annandale (Obs. 52), l'os malade présentait un gonflement du volume d'un œuf de poule. Il s'agissait, dans ce cas, d'un abcès du maxillaire inférieur.

Le gonflement est généralement régulier et donne à l'os un aspect fusiforme; il semble, suivant l'expression de M. Ed. Cruveilhier, que l'os est soufflé et que ses parois sont également éloignées du centre de l'os. La tuméfaction se confond insensiblement en haut et en bas avec les parties restées saines. Il résulte de cette disposition que la crête du tibia paraît bombée et plus ou moins fortement allongée et déformée (Obs. V, 59). Le gonflement porte généralement sur toutes les faces de l'os. On peut s'en assurer en les explorant par la palpation. Les couches musculaires qui les recouvrent ne sont pas un obstacle à cette exploration, car on les sent manifestement soulevées par une voussure profonde (Obs. V). Le gonflement est cependant parfois plus prononcé d'un côté que de l'autre et, dans plusieurs observations, on a noté l'effacement plus ou moins complet de l'espace inter-osseux tibio-péronier (Obs. 93). Dans notre observation II, l'espace inter osseux était même complètement comblé et le péroné, dévié de sa direction normale, était rejeté en dehors et en arrière.

La surface du gonflement est généralement unie; il est rare qu'on y décèle par la palpation des stalactites osseuses, ou même des saillies mamelonnées. Des inégalités ne se rencontrent guère que dans les cas où l'affection a débuté par une ostéite aiguë, qui s'est terminée par l'élimination de quelques séquestres superficiels.

La palpation, dans toute l'étendue du gonflement, donne la sensation de résistance propre au tissu osseux, ce qui prouve bien que ce sont le périoste et l'os qui font tous les frais de la tuméfaction.

Allongement du membre malade. — Dans certains cas, à l'augmentation de volume de l'os, se joint un allongement qui peut atteindre un, deux centimètres et même plus. Ce phénomène est consigné dans plusieurs des observations contenues dans la thèse de M. Perret, observations qu'il a recueillies sous la direction de M. Ollier. L'allongement était dans ces cas de 14 millimètres (Obs. 82), de 2 centimètres (Obs. 84) et de 5 millimètres (Obs. 85). Le même phénomène a été observé chez deux malades trépanés par M. Richet (Obs. 114, 115). Dans un de ces cas, il est dit que l'allongement atteignait plusieurs centimètres. M. Ed. Cruveilhier, sur un malade du service de M. Nélaton, constata aussi, après plusieurs mensurations, un allongement de deux centimètres. Disons enfin que ce phénomène est consigné dans plusieurs des observations inédites que nous devons à l'obligeance de notre maître M S. Duplay. Chez Ouvré Marie (Obs. II), la mensuration des deux tibias permit de constater un allongement de deux centimètres du côté malade. C'est également une augmentation de longueur de deux centimètres qui a été constatée chez Coutant François (Obs. VI). Dans toutes les autres observations que nous avons rassemblées et qui sont pour la plupart dues à des chirurgiens anglais, ce phénomène est complétement passé sous silence. Nous ne ferons exception que pour M. Tyrrell (Obs. 16), qui a noté un allongement d'un pouce sur un tibia atteint d'ostéite chronique sans abcès. Faut-il conclure de ce fait que si ce signe n'a pas été plus souvent noté en Angleterre, c'est qu'il faisait défaut. Nous croyons plus rationnel de penser qu'il n'a pas toujours été recherché. On comprend, en effet, qu'un allongement d'un centimètre ou deux ne soit pas toujours assez apparent à la simple vue, pour frapper un observateur dont l'attention n'est pas attirée de ce côté.

Quelle est la cause de cette augmentation de longueur du membre malade? Les beaux travaux d'Ollier vont répondre à cette question. On sait que la diaphyse des os s'ossifie d'assez bonne heure, mais que jusqu'à dix-huit ou vingt-cinq ans, elle reste séparée des épiphyses par une couche mince de tissu cartilagineux, à laquelle on a donné le nom de cartilage de conjugaison. C'est entre ce cartilage et le tissu spongieux de la diaphyse que se fait l'accroissement de l'os, c'est-à-dire au niveau de la couche que M. Broca a désignée sous le nom de couche spongoïde.

M. Ollier, par de nombreuses expériences pratiquées sur des animaux, a démontré que l'accroissement des os en longueur peut être considérablement modifié lorsque ceux-ci sont soumis à des irritations pendant leur période de croissance, mais que ces modifications sont variables suivant le point de l'os qui est irrité. Toute irritation portant sur la diaphyse, pourvu qu'elle atteigne un certain degré et qu'elle soit suffisamment persistante, détermine une suractivité dans la prolifération des cellules du cartilage de conjugaison et entraîne comme conséquence un allongement de l'os.

Mais que cette irritation agisse directement sur les éléments du cartilage lui-même ou, que diaphysaire, elle soit assez vive pour se propager jusqu'à lui, le modifier profondément dans son activité ou amener sa destruction partielle ou totale, de tout autres résultats seront produits. L'os ainsi enflammé se trouve dans les mêmes conditions qu'un os dont on aurait détruit artificiellement les deux cartilages de conjugaison ; il y a arrêt de l'accroissement de l'os en longueur et, comme conséquence plus tardive, raccourcissement de l'os du côté malade.

Aussi, ne faut-il pas être étonné que les abcès douloureux des os, affection essentiellement chronique, en entretenant une irritation suffisante de la couche d'accroissement, puissent entraîner un excès d'allongement de l'os malade. Il n'est pas besoin pour cela que la lésion soit très-voisine du cartilage de conjugaison ; des faits cliniques nombreux ont démontré qu'une ostéite du milieu de la diaphyse peut amener ce résultat, pourvu qu'elle soit assez intense pour retentir à distance jusqu'à la couche qui est le siége des phénomènes d'accroissement.

Raccourcissement du membre malade. — Ce phénomène a été observé beaucoup plus rarement que le précédent dans les abcès douloureux des os.

Nous ne le trouvons consigné que dans une seule observation (Obs. 11). Cette rareté s'explique facilement par la marche habituelle de la forme d'ostéite que nous étudions. Celle-ci, en effet, est de sa nature essentiellement chronique et ne peut avoir qu'un retentissement modéré sur le cartilage de conjugaison le plus voisin. Si, dans l'observation signalée ci-dessus, un raccourcissement a été constaté, le phénomène trouve son explication dans le fait que, dans ce cas, l'affection avait eu pour début une ostéite aiguë, qui n'avait revêtu les caractères habituels des abcès des os que quelques mois plus tard. L'inflammation, qui siégeait dans le voisinage immédiat du cartilage de conjugaison, s'était, sans doute, propagée jusqu'à lui et avait modifié sa vitalité à un degré suffisant pour entraîner un arrêt dans l'accroissement de l'os.

Déviation du pied. Luxation du péroné. — A ces phénomènes d'allongement ou de raccourcissement de l'os malade, se rattache la déviation du pied, qui a été consignée dans quelques observations. Dans le cas rapporté par M. Painevin (Obs. 115), il est dit que le tibia malade était allongé de plusieurs centimètres et le pied dévié en dehors. Inutile d'insister sur le mécanisme de cet accident ; chacun le comprend : le péroné, ne pouvant suivre dans son développement l'os irrité, se luxe sur lui et paraît remonter sur sa face externe ; consécutivement le pied se dévie en dehors, parce que la face externe de l'astragale n'est plus suffisamment soutenue par la malléole péronière.

Nous avons déjà parlé incidemment d'un autre phénomène, la luxation du péroné sur le tibia, lorsque le gonflement est assez considérable pour combler et même déborder l'espace inter-osseux.

Température locale. — La palpation de la région tuméfiée permet souvent de constater, en dehors de toute complication inflammatoire, une élévation locale de la température. Cette particularité a été nettement constatée chez trois malades de nos observations particulières (Obs. I, II, V). Elle est également consignée dans plusieurs autres observations de nos tableaux (Obs. 14, 72, 93, 103, 153). Pour constater ce signe, il faut pratiquer l'examen comparatif des deux membres, en prenant la précaution de les exposer tous les deux à l'air libre pendant quelques minutes, de manière à les mettre en équilibre avec la température de l'air ambiant.

Etat des parties molles. — Il nous reste à dire quelques mots de l'état habituel des téguments au niveau du gonflement. Dans le plus grand nombre des cas, ils ne paraissent le siége d'aucune altération. Tout au plus observe-t-on parfois un peu d'infiltration, d'induration ou d'épaississement du tissu cellulaire sous-cutané.

La peau est le plus souvent lisse, souple et glisse avec facilité sur les tissus sous-jacents. Si parfois, elle est légèrement déprimée en un point et adhérente au périoste, c'est au niveau de la cicatrice d'un ancien abcès de voisinage ouvert à l'extérieur (Obs. 79, 84, 108, 115, 117). Elle présente le plus souvent sa teinte normale ou une coloration rosée; ce n'est que dans quelques cas exceptionnels et généralement lorsque, dans le cours de l'affection, un certain nombre d'abcès se sont produits au niveau du gonflement, qu'elle prend une teinte rougeâtre ou violette plus ou moins foncée. Mais ce qu'on observe assez fréquemment, c'est, en un point circonscrit, l'existence d'une tache de couleur variable, tantôt d'un rouge intense, tantôt pâle (Obs. II, 27, 40, 45). Ces taches ont une certaine importance au point de vue pratique, car elles peuvent donner une précieuse indication sur le point de l'os qu'il est le plus convenable de trépaner pour arriver sur le siége de l'abcès. Elles indiquent, en effet, une modification vasculaire profonde, et sont le plus souvent en rapport avec le point de l'os où les altérations sont le plus avancées.

La peau présente parfois au niveau du gonflement une teinte bronzée particulière. Cette coloration, due à une exagénération de la sécrétion pigmentaire de la peau, occupe toute l'étendue (Obs. 43) ou seulement certains points de la tuméfaction. Dans une des observations de M. Ed. Cruveilhier, il est dit qu'il existait, au niveau du point où la douleur était le plus vive, une ligne d'un bleu noirâtre qui suivait le trajet de la veine saphène interne (Obs. 103).

Dans quelques cas exceptionnels on a constaté le phénomène de *sueur locale*, qui a été indiqué par Gerdy comme un signe d'ostéite. Ce phénomène assez rare peut être rapporté, suivant M. Broca (1), à la vascularisation et peut-être à l'hypertrophie des glandes sudoripares. (Obs. 48, 93, 103).

La production exagérée de poils de duvet à la surface de la région malade est encore plus rare. M. Tyrrell est le seul dont l'observation fasse mention de ce détail curieux (Obs. 16).

Abcès. — Il n'est pas rare de voir, dans le cours de l'affection, se développer des collections purulentes dans les parties molles qui recouvrent l'os malade.

On peut partager ces abcès en deux classes bien distinctes : les uns, bien que développés sous l'influence de la maladie de l'os, n'ont cependant aucune communication avec son foyer et en restent séparés par le périoste épaissi et les couches d'ostéite condensante ; les autres proviennent directement de l'os en suppuration et sont avec lui en communication de foyer, par un véritable trajet fistuleux. Dans ce dernier cas, la collection purulente externe est la conséquence de la terminaison de l'abcès intra-osseux par ouverture dans l'épaisseur des téguments. Nous y reviendrons tout à l'heure.

Quant aux abcès de la première classe, ce ne sont que de simples *abcès de voisinage* nés par propagation de la phlegmasie, du périoste enflammé au tissu cellulaire qui

---

(1) Broca (P.). — *Cyclopedia of Pract. Surgery*. Art. *Osteitis*, t. III, p. 410.

l'entoure. Ces abcès sus-périostiques se montrent en nombre variable dans le cours de l'affection. Généralement très-limités, ils s'accompagnent des phénomènes habituels aux abcès des parties molles. Ils s'ouvrent à l'extérieur et, après avoir donné écoulement à du pus pendant quelque temps, ils finissent par guérir.

Ils se montrent parfois dès le début de l'affection; ils ont été même, dans quelques cas, le premier phénomène qui a attiré l'attention du malade (Obs. 4, 82, 100). Le plus souvent, ils n'apparaissent que lorsque la lésion a déjà été constatée depuis quelque temps.

Leur caractère propre, c'est que lorsqu'on introduit un stylet par l'orifice fistuleux qui persiste après leur ouverture, on ne peut jamais arriver sur une surface osseuse dénudée; on est toujours séparé de la surface de l'os par le périoste épaissi. C'est ainsi que chez un malade, observé par M. Duplay (Obs. 79), bien qu'une vingtaine d'abcès se fussent ouverts à l'extérieur dans un espace de dix ans, jamais on n'avait pu constater de dénudation ou l'issue de la moindre parcelle osseuse nécrosée.

Abcès fistuleux des os. — Les abcès des parties molles, avons-nous dit, peuvènt avoir une autre origine; ils peuvent se former par irruption sous les téguments, du pus primitivement contenu dans l'épaisseur de l'os. Le pus, après avoir perforé l'os et le périoste épaissi, arrive dans le tissu cellulaire et y produit un abcès qui, à son tour, après un temps variable, ulcère la peau et s'ouvre au dehors.

Ces abcès, tant qu'ils n'ont pas perforé les téguments, sont difficiles à distinguer des abcès de voisinage ou abcès sus-périostiques. Selon Bromfield, on peut les reconnaître à ce qu'ils sont légèrement réductibles à la pression, celle-ci refoulant une partie du pus dans l'intérieur de l'os. Nous avons de la peine à croire que ce phénomène ait jamais été observé d'une manière bien nette, la cavité intra-osseuse étant généralement bien trop petite pour qu'un refoulement du liquide, dans son intérieur, soit appréciable à la main, appliquée sur la tuméfaction.

M. Ed. Cruveilhier signale la possibilité d'un autre phénomène singulier indiqué par M. Broca, et que Nélaton aurait observé plusieurs fois dans des cas de nécrose avec fistule osseuse. « L'os, dit M. Ed. Cruveilhier, étant incompressible, la dilatation de tous les vaisseaux qui tapissent la face interne de la cavité ne peut se produire que par un déplacement proportionnel de la collection liquide. Cette collection, à chacune des pulsations des vaisseaux, soulève donc la peau et transmet à l'œil et à la main une sensation de battement. » Nous n'avons trouvé ce symptôme signalé dans aucune des observations que nous avons eues sous les yeux; s'il peut exister, il doit être au moins d'une excessive rareté.

Quoi qu'il en soit, une fois les téguments perforés, pourvu que l'ouverture osseuse soit suffisante, ce qui est assez rare, il devient possible de faire pénétrer un stylet jusque dans la cavité. Dans cette manœuvre, on constate que l'instrument parcourt un trajet de forme et d'étendue variables, dont les parois sont résistantes, non friables comme dans la carie, et dont la cavité ne renferme aucun séquestre, si petit qu'il soit. Cette résistance des parois était très-nette dans le cas qui fait le sujet de notre observation VI. L'orifice de l'abcès permettait l'introduction d'un stylet jusqu'à trois centimètres de profondeur; l'instrument arrivait dans l'intérieur d'une cavité intra-osseuse à parois très-dures, sans qu'on pût sentir aucun séquestre mobile. Dans l'observation de M. Chédevergne (Obs. 114), le stylet pénétrait par la fistule à une profondeur de cinq ou six centimètres, puis il était arrêté par un contact dur et rugueux. Dans l'observation de M. Painevin (Obs. 115), il est dit que l'on sentait très-bien que le stylet traversait un canal osseux d'une grande dureté, et qu'il rencontrait, au fond, un os dur, non friable et ne se laissant pas traverser.

Mais, dans quelques cas, ces fistules intra-osseuses sont si étroites ou si tortueuses qu'une sonde cannelée, même très-fine, ne peut y pénétrer. En outre, ces trajets fistuleux ne communiquent pas continuellement avec l'extérieur. Il arrive fréquemment que l'abcès des parties molles se cicatrise et que les téguments recouvrent temporairement l'orifice de la partie intra-osseuse du trajet, jusqu'au moment où, le pus s'accumulant de nouveau dans la cavité, cherche à faire une nouvelle irruption au dehors. Ces ouvertures et ces fermetures alternatives peuvent se montrer plusieurs fois dans le cours de l'affection. Ne soyons donc pas étonné si parfois le trépan fait découvrir à la surface de l'os un trajet intra-osseux qu'on ne soupçonnait pas avant l'opération.

L'ouverture spontanée des abcès douloureux des os à l'extérieur est généralement suivie d'une diminution temporaire de la douleur, mais elle ne doit pas être considérée comme un acheminement sérieux vers la guérison. Il faudrait, pour cela, que l'ouverture fût suffisamment large pour donner une libre issue au pus, et, nous venons de le dire, cette condition manque fréquemment. Lorsque l'ouverture est insuffisante ou n'est pas rectiligne, le pus continue à s'accumuler dans la cavité et entretient l'irritation des parties osseuses qui l'entourent. Aussi, les douleurs persistent-elles, et est-on obligé d'intervenir par la trépanation, comme si l'abcès était resté fermé.

Etat des articulations. — Suivant M. Ed. Cruveilhier, « un des faits qui frappent le plus lorsqu'on étudie avec soin les abcès des os, c'est l'intégrité des mouvements articulaires, malgré la proximité de la lésion osseuse. »

Cette remarque est un peu optimiste, et nous verrons au chapitre : *Complications* que les abcès des os retentissent au contraire assez fréquemment sur l'articulation voisine pour faire craindre des accidents sérieux et même une terminaison fatale. Nous disons même qu'en dehors des lésions matérielles qui peuvent atteindre les jointures, celles-ci peuvent être plus ou moins gênées dans l'exercice de leurs fonctions. C'est ainsi que dans l'observation que nous a communiquée notre excellent collègue et ami Ferd. Dreyfous (Obs. III), il est dit que la malade ne pouvait étendre la jambe sans ressentir de vives douleurs au niveau de la partie affectée. Dans l'observation de MM. Pétrequin et Socquet (Obs. 107), on signale de la difficulté des mouvements du genou, et l'on rapporte cette gêne à une rétraction des tendons fléchisseurs. Dans une observation de M. Duplay (Obs. 79), c'est l'articulation tibio-tarsienne qui ne jouit pas de toute l'intégrité de ses mouvements, et cela en raison de la déformation de l'extrémité inférieure du tibia, qui modifiait la direction des tendons.

La *santé générale* des malades reste généralement excellente pendant fort longtemps, souvent même pendant toute la durée de l'affection. On ne peut cependant douter que l'intensité des douleurs, leur continuité et l'insomnie prolongée à laquelle sont condamnés certains malades, ne puissent finir par amener une altération plus ou moins profonde des différentes fonctions. Brodie constata, chez une de ses malades (Obs. 26), une grande irritabilité du système nerveux ; d'autres observations parlent de l'amaigrissement prononcé dans lequel avaient fini par tomber les malades (Obs, 9, 11, 30, 44, 59). Mais c'est surtout dans les cas où l'abcès intra-osseux s'est ouvert à l'extérieur et a continué à fournir du pus pendant un temps plus ou moins long que la santé générale paraît avoir été le plus altérée. Les observations de Kirby (Obs. 108) et de Morrant-Baker (Obs. 118) en sont des exemples.

CHAPITRE VII.

Marche. — Durée. — Complications. — Terminaison.

I. Marche. — La marche de l'affection est implicitement contenue dans la symptomatologie, telle que nous l'avons exposée ; elle est essentiellement chronique.

On peut, dans la majorité des cas, distinguer deux périodes dans la marche des abcès douloureux des os : une première, dans laquelle les douleurs sont plus ou moins vives, mais présentent des rémissions plus ou moins longues. Ces périodes de tranquillité sont fréquemment le résultat du repos pris par le malade ou de son changement de profession ; il peut se croire guéri, mais, généralement, de nouvelles crises ramènent la même série d'angoisses ; peu à peu les accès se rapprochent et, finalement, survient la seconde période de l'affection, période caractérisée par la continuité des douleurs et par des exacerbations telles que le malade, à bout de forces et de patience, vient réclamer les secours de l'art, heureux s'il tombe entre les mains d'un chirurgien qui reconnaisse la véritable cause de ses souffrances et sache y porter remède par la trépanation.

II. Durée. — La durée est indéfinie si l'on ne donne pas issue au pus par une opération chirurgicale ou si la collection purulente ne se fraie pas spontanément une ouverture à l'extérieur. Malheureusement, ce dernier mode de terminaison peut se faire attendre un grand nombre d'années, puisque à mesure que l'abcès se développe, les parois qui limitent son foyer prennent de l'épaisseur par l'addition de nouvelles couches osseuses et viennent retarder sans cesse l'établissement d'un trajet fistuleux.

Aussi la question de durée est-elle très-difficile à résoudre ; elle l'est d'autant plus que, suivant la judicieuse remarque de M. Ed. Cruveilhier « la durée de l'affection ne peut pas être appréciée d'une manière absolue, puisque le moment où se termine la maladie est le plus souvent le moment de l'intervention chirurgicale. »

Bien des conditions influent sur le moment où l'opérateur intervient et l'on comprend facilement que bien des chirurgiens, en se trouvant en face d'une affection encore peu connue, puissent hésiter et adopter souvent l'expectation. Nous voyons Sir B. Benj. Brodie ne se décider qu'à grand'peine à amputer son premier malade ; nous le voyons essayer divers moyens avant de se décider à trépaner le second ; tandis que, rendu confiant par son premier succès, il en vient à proposer de prime abord, à ses autres malades, la trépanation de l'os. La même hésitation existe, sans doute, dans l'esprit de la plupart des chirurgiens, lorsque, pour la première fois, ils se trouvent en face d'un sujet atteint d'abcès douloureux des os.

Si l'on consulte les tableaux qui sont à la fin de notre travail, on verra que le temps qui s'est écoulé entre le début des accidents et l'intervention chirurgicale a varié dans des limites considérables, c'est-à-dire de quelques mois à un grand nombre d'années. Dans l'observation de Hodge (Obs. 146), la durée a été de quarante ans, mais ce cas, par quelques-uns de ses caractères, ne nous ayant pas paru avoir toute la valeur scientifique qu'on peut exiger, a été placé par nous au nombre des observations douteuses. Le malade de M. Simon (Obs. 44) souffrait depuis vingt-sept ans lorsqu'il fut trépané ; celui de MM. Pétrequin et Socquet (Obs. 107) depuis vingt-cinq ans lorsqu'il fut amputé. Dans le cas de M. Richet (Obs. 93), l'affection remontait à vingt-quatre ans. Un malade de M. Syme (Obs. 61) souffrait depuis vingt-et-un ans ; un autre depuis vingt ans (Obs. 113) ; celui de M. Quain (Obs. 59), depuis dix-neuf ; un de ceux de Brodie (Obs. 28), depuis dix-huit ; celui de Bendz (Obs. 111), depuis seize ; ceux de MM. Liston, Fergusson, Morrant-Baker (Obs. 22, 71, 118), depuis quinze, etc., etc. Au-dessous de cette durée, les observations sont si nombreuses que nous ne pouvons en faire la nomenclature ici ; le lecteur voudra bien se reporter à nos tableaux. Nous ferons seulement remarquer que ces exemples de très-longue durée de l'affection se rapportent la plupart à des abcès arrivés à leur dernière période et ouverts spontanément à l'extérieur.

Les observations dans lesquelles la trépanation a été pratiquée à une époque relativement rapprochée du début sont assez rares. Le malade de M. Pingaud (Obs. 15) avait commencé à souffrir dix-huit mois avant l'opération. Chez ceux de M. Tyrrell (Obs. 16) et de M. John Erichsen (Obs. 102), l'affection remontait à seize mois ; chez celui de M. Paget (Obs. 40), à quatorze ; chez celui de M. Annandale et chez un autre de M. John Erichsen (Obs. 52, 5), à treize mois. La durée la plus courte a été observée chez le malade de M. Painevin (Obs. 115) et chez un de ceux de M. Ollier (Obs. 14) ; chez le premier, l'affection n'avait débuté que six mois auparavant, chez celui de M. Ollier, elle ne remontait qu'à cinq mois.

J'ai pris les 57 cas dans lesquels l'époque du début est nettement indiquée et suis arrivé par le calcul à trouver comme durée moyenne de l'affection, du début au moment de l'intervention chirurgicale, huit ans et dix mois. Si l'on retranche 9 cas qui appartiennent à l'ostéite douloureuse chronique sans abcès, on arrive au chiffre de neuf ans et quatre mois. Mais vraisemblablement, à mesure que les abcès douloureux des os seront mieux connus et que leur traitement par la trépanation sera mieux entrée dans les habitudes des chirurgiens, leur durée moyenne diminuera.

III. Complications. — Parmi les complications qui peuvent se montrer dans le cours de l'affection qui nous occupe, on pourrait placer les abcès de voisinage qui se développent au niveau de la portion d'os malade. Nous n'en parlerons pas ici, leur fréquence nous ayant déjà obligé d'insister suffisamment à leur égard dans la symptomatologie.

Les complications les plus importantes, sont sans contredit, celles qui ont pour siége l'articulation la plus voisine de la lésion osseuse.

M. Ed. Cruveilhier (1) les considère comme assez rares. Quant à M. Simon Perret (2), il déclare que les articulations restent indemnes et ne subissent aucune influence de la part de l'abcès qui les confine. Cette confiance n'est pas partagée par tout le monde. Gross (3), Holmes (4), Fergusson (5), etc., considèrent, au contraire, l'arthrite comme une des complications les plus à craindre dans l'évolution de la maladie.

Nous avons constaté que plusieurs chirurgiens (Obs. 26, 30, 72, 97, 109) s'étaient hâtés de trépaner dans la crainte de voir l'abcès, qu'on supposait exister dans l'extrémité osseuse, s'ouvrir dans l'articulation voisine et entraîner des désordres graves. Sir B. Benj. Brodie (6) déclare « qu'il n'est pas prudent de laisser subsister un abcès au delà d'un certain temps dans une extrémité osseuse, que l'articulation est en danger et qu'il faut se hâter de faire la trépanation de l'os. »

D'après Rob. Liston (7), « lorsque l'abcès siége dans le voisinage de l'épiphyse, il peut devenir le point de départ

---

(1) Cruveilhier (Ed.). — *Loc. cit.*, p. 54.
(2) Perret. — *Loc. cit.*, p. 65.
(3) Gross. — *A System of Surgery*, t. II, p. 798, Philadelphia, 1864.
(4) Holmes.— *A System of Surgery. Chronic Abscesses of Bones* ; vol. III, p. 748, London, 1870.
(5) Sir W. Fergusson. — *Practical Surgery*, 4e édition ; London, 1867, p. 449.
(6) Sir B. Benj. Brodie. — *Illustrative Lectures*, etc., p. 410.
(7) Liston. — *Lecture on Diseases of the Bones and Joints*. In *London Lancet*, 1843, p. 284.

d'une affection articulaire ; en effet, la collection purulente peut s'ouvrir dans l'article et donner rapidement naissance à une arthrite des plus violentes. Dans ces circonstances, vous pouvez presque être sûr que vous serez obligé d'amputer, car la rapidité avec laquelle les tissus qui composent les jointures sont désorganisés est surprenante. »

D'après M. Henry Lee (1), « le tissu compacte de l'os et les couches de tissu osseux nouveau qui se déposent à sa surface empêchent fréquemment l'abcès de s'ouvrir à l'extérieur ; la collection purulente ne peut alors s'étendre que du côté des surfaces articulaires, et, comme de ce côté de nouvelles couches osseuses ne peuvent être sécrétées, le liquide se fraie un chemin du côté de la jointure. »

Nous voyons également M. Duplay, dans une communication qu'il fit à la Société de Chirurgie, le 3 février 1875, insister sur l'idée que l'ouverture des abcès épiphysaires dans une articulation, ou la simple propagation de l'inflammation à la jointure voisine, sont probablement des complications plus fréquentes qu'on ne le croit généralement. Pour appuyer son opinion, il cite le fait d'un de ses malades (Obs. 80) qui présentait les signes d'une lésion grave de l'extrémité inférieure du tibia et de l'articulation tibio-tarsienne, et chez lequel il fut obligé de pratiquer l'amputation de la jambe. Or, il s'agissait, dans ce cas, d'un magnifique abcès de l'extrémité inférieure du tibia avec suppuration des parties avoisinantes. La trépanation faite à temps aurait sans doute prévenu le développement de la complication articulaire.

Si, maintenant, nous consultons les observations, nous voyons qu'il est dit dans la septième de B. Brodie (Obs. 109) « que le cartilage était absorbé et que le pus de l'abcès aurait pu fuser dans l'articulation. » Dans celle de M. Richet (Obs. 93), l'affection fut d'abord prise pour une tumeur

---

(1) Lee (H.). — *Internal Abscess of Bone*. In *The Lancet*, 1851, p. 251 et *On Suppuration in Bone, with cases of Abscess in the Tibia successfully trephined*. In *London Journal of Medicine*, 1852, t. IV, p. 7.

blanche et ce ne fut qu'après l'amputation de la jambe qu'on constata sur la surface articulaire du tibia deux petits pertuis, dont le fond, terminé en cul-de-sac, s'avançait jusqu'au voisinage de la cavité intra-osseuse. Dans un autre cas, observé par Morrant-Baker (Obs. 118), la tête du tibia était le siége d'un large abcès qui s'était ouvert dans le creux poplité sur la limite même de la surface articulaire. Mais de toutes ces observations, la plus intéressante est celle de M. Kirby (Obs. 108). Ce chirurgien fut obligé d'amputer la jambe de son malade et à l'examen il constata un abcès du tibia qui communiquait avec l'articulation tibio-tarsienne par un trajet à parois aussi dures que de l'émail et qui s'ouvrait au centre de la surface articulaire par un orifice circulaire à bords arrondis, d'un quart de pouce de diamètre. Les cartilages d'encroûtement étaient ramollis, se détachaient facilement et manquaient même par places. De l'articulation partaient plusieurs fistules qui, après avoir traversé les parties molles fortement indurées, s'ouvraient au pourtour de l'articulation et donnaient écoulement à un pus sanieux très-abondant. Dans une des observations de M. Savory, il existait également une large communication entre la cavité du tibia et l'articulation du genou (Obs. 78). L'observation 99 est un autre exemple de suppuration articulaire consécutive à un abcès intra-osseux. Si des complications articulaires de cette nature n'ont pas été signalées plus souvent, cela tient sans doute à ce que, une fois que la complication est survenue, les signes de l'affection osseuse primitive sont pour ainsi dire noyés au milieu des phénomènes graves de l'affection secondaire.

Nous venons de voir les conséquences que peut entraîner l'ouverture d'un abcès intra-osseux dans l'articulation voisine; mais, ce ne sont pas là les seules complications qu'on puisse observer du côté des jointures. D'après T. Holmes (1) et d'après M. Savory (2), les malades atteints d'abcès des

---

(1) Holmes. — *A System of Surgery*, vol III, p. 748. London, 1870.
(2) Savory. — *Clinical Lecture on a case of Abscess of the Tibia*. In *The Lancet*, 1874, vol. I, p. 791.

os peuvent être incommmodés par des attaques plus ou moins répétées de gonflement et de douleurs dans la jointure la plus voisine de la collection purulente. Ces phénomènes d'hydarthrose que nous avons trouvés notés dans trois observations (Obs. 37, 72, 110), se dissipent souvent sous l'influence du repos, mais ils se reproduisent dès que la malade cherche de nouveau à marcher. Ils ne disparaissent définitivement que lorsque l'abcès intra-osseux lui-même est guéri par la trépanation.

IV. Terminaisons. — Les abcès douloureux des os, une fois qu'ils sont enkystés, peuvent persister indéfiniment dans le même état et ne pas parvenir à s'ouvrir une voie à l'extérieur, parce que l'obstacle à l'évacuation du pus, au lieu de diminuer, augmente sans cesse. Aussi, dans le plus grand nombre des cas, la maladie reste-t-elle stationnaire, jusqu'au moment où le malade, lassé de la persistance de l'affection, vient réclamer les secours de l'art.

Quelquefois cependant, le tissu osseux finit par être absorbé et se creuse un trajet fistuleux comparable aux cloaques de la nécrose. Dans ce cas, le pus se fait jour dans le tissu cellulaire extérieur à l'os, y forme un abcès qui, perforant la peau, fait communiquer l'abcès intra-osseux avec l'extérieur. Il se fait, dans ce cas, une sorte de trépanation spontanée.

Presque toujours cette ouverture est le résultat d'une résorption graduelle du tissu osseux. Toutefois, dans le cas observé par Azam (Obs. 50), le mécanisme de la perforation semble avoir été différent. Il est, en effet, dit dans son observation, que « le pus fut évacué à la suite de la chute d'un séquestre d'environ un centimètre de largeur, dû à la nécrose de la paroi antérieure de l'abcès. L'explication de ce phénomène curieux doit être cherchée sans doute dans l'origine traumatique de l'abcès ou dans un travail d'ostéite aiguë ayant déterminé la mortification de la lame périphérique de l'os. »

L'ouverture spontanée à l'extérieur peut-elle amener la

guérison radicale de l'affection ? Il est difficile de se prononcer à ce sujet. M. Broca et M. Ed. Cruveilhier, bien qu'ils ne connaissent aucun cas où une guérison certaine ait été observée, croient à la possibilité de cette terminaison favorable. Ils s'appuient tous deux sur l'observation de M. Bendz (Obs. 111), dans laquelle il est dit, qu'après trois ouvertures et fermetures successives de la fistule, le malade sortit guéri et que, revu un an plus tard, il se servait bien de sa jambe et n'avait pas eu de nouveaux accidents. Le cas de M. Azam (Obs. 50) pourrait aussi être considéré comme un cas de guérison consécutive à l'ouverture spontanée de l'abcès.

Un abcès douloureux des os qui conserve la forme enkystée peut-il guérir spontanément ?

D'après plusieurs auteurs, et en particulier M. Terrier (1), cette terminaison semble tout au moins possible, étant donnée la transformation caséeuse du foyer purulent qui a été constatée quelquefois. Toutefois, de nouveaux éclaircissements sont nécessaires sur ce point, et l'on ne doit pas compter sur cette terminaison favorable qui, si elle est possible, se fera toujours longtemps attendre. L'on doit toujours chercher à guérir le malade, le plus vite possible, par l'ouverture du foyer purulent.

---

(1) Terrier (F.). — *Manuel de Pathologie chirurgicale* ; 3e édition, p. 718, Paris, 1877.

CHAPITRE VIII.

Diagnostic et pronostic.

§ I. Diagnostic.

Le diagnostic des abcès douloureux des os n'est pas très-difficile; s'ils sont souvent méconnus au lit du malade, c'est parce que les chirurgiens n'ont que fort rarement l'occasion d'en observer des exemples.

Leurs caractères cliniques principaux sont: la jeunesse des sujets, — la chronicité et la longue durée de l'affection, — un gonflement plus ou moins considérable, mais généralement circonscrit de l'os malade, — des douleurs vives revenant à intervalles plus ou moins éloignés, ou continues avec exacerbations, — quelquefois, une sensibilité vive à la pression en un point limité du gonflement.

En ayant toujours bien présents à la mémoire ces symptômes fondamentaux, on arrivera presque toujours à porter un diagnostic exact et à distinguer les abcès douloureux des os des nombreuses affections osseuses qui peuvent présenter avec eux quelque analogie de symptômes.

La *névralgie des os*, surtout lorsqu'elle a son siége au niveau d'une extrémité osseuse augmentée de volume, peut facilement faire croire à l'existence d'un abcès intra-osseux. Il est cependant important de poser le diagnostic entre ces deux affections, puisque la névralgie osseuse peut disparaître spontanément, tandis que, pour la guérison de l'abcès douloureux des os, on est toujours obligé d'avoir recours à la trépanation.

La névralgie des os est souvent liée à l'hystérie ; elle affecte principalement les femmes et s'accompagne d'une douleur qui, quoique vive, n'est généralement pas limitée à un point circonscrit du squelette ; cette douleur ne s'aggrave pas sous l'influence de la marche et se montre souvent en même temps, en un point correspondant de l'autre membre. Malheureusement, on ne peut pas toujours trop se fier à ces distinctions, car on a observé des cas d'abcès des os développés chez de jeunes femmes hystériques. On comprend combien alors il peut devenir difficile de distinguer les douleurs qui tiennent au tempérament de la malade, de celles qui appartiennent en propre à la collection purulente intra-osseuse. Cette difficulté n'est cependant pas insurmontable, puisque Sir Benj. Brodie (Obs. 101) est parvenu dans un cas à vaincre la difficulté et à poser un diagnostic exact.

Au début de l'affection, avant que l'os soit tuméfié, le chirurgien peut confondre les douleurs symptomatiques d'un abcès intra-osseux, surtout si le malade présente des antécédents syphilitiques, avec des *douleurs ostéocopes* ou avec les douleurs qui accompagnent certaines *ostéites profondes d'origine syphilitique.* Cette erreur est d'autant plus facile à commettre, que les douleurs présentent, dans les deux cas, des exacerbations nocturnes, et qu'au bout d'un certain temps, elles peuvent disparaître pour revenir au bout de quelques semaines ou de quelques mois. Cependant, les douleurs ostéocopes se montrent exclusivement la nuit, tandis que celles de l'abcès des os persistent généralement à un degré plus ou moins prononcé pendant le jour et sont augmentées par l'exercice et la fatigue.

La difficulté n'est souvent pas beaucoup moindre, alors même qu'il existe au niveau du point douloureux, un gonflement limité de l'os, car celui-ci peut faire croire à l'existence d'une *exostose syphilitique* ou d'une *gomme périostale.* On cherchera à éviter l'erreur en se rappelant que les abcès siégent de préférence aux extrémités du tibia, les exostoses et les gommes au niveau du corps de l'os ; mais, comme ce siége n'est pas exclusif, il ne constitue pas une preuve suffisante en faveur de l'une ou de l'autre affection. La seule pierre de touche, dans ces cas, est le traitement spécifique qui n'amène aucune diminution appréciable du gonflement dans les cas d'abcès des os.

Il sera bien difficile de confondre avec un abcès des os, les *douleurs de croissance* qui se montrent parfois dans le cours de l'adolescence, car, outre que ces douleurs se montrent au niveau des articulations plutôt que dans les extrémités osseuses, elles ne s'accompagnent jamais de tuméfaction de l'os.

L'*ostéite épiphysaire aiguë des adolescents* et ses variétés : la *périostite phlegmoneuse diffuse*, l'*ostéomyélite aiguë*, le *décollement des épiphyses* se présentent avec des caractères si spéciaux, une marche si rapide et des phénomènes généraux si différents de ceux qu'on observe dans les abcès douloureux des os, qu'il n'y a véritablement pas lieu d'insister ici plus longuement sur les caractères différentiels de ces deux affections.

Il en est presque de même de la *périostite aiguë simple* et des *abcès sous-périostiques ;* leur marche aiguë est complétement différente de celle des abcès douloureux des os. Il n'y a que les inflammations osseuses à marche chronique qui puissent présenter quelque analogie de symptômes avec l'affection que nous étudions.

La *périostite chronique* ou *ostéo-périostite chronique*, bien qu'elle présente parfois un certain nombre de symptômes qu'on rencontre dans les abcès des os, en diffère par des douleurs beaucoup moins vives et par son origine. La périostite chronique est, en effet, le plus souvent la conséquence d'un traumatisme ou s'accompagne d'un état diathésique, phénomène rare dans les abcès douloureux des os. En outre, il est assez exceptionnel que ces ostéo-périostites, lorsqu'elles durent plusieurs années, ne s'accompagnent pas de nécrose et de fistules persistantes. Nous savons, au contraire, que si les abcès des os se compliquent parfois d'abcès des parties molles, ceux-ci ne sont jamais suivis de l'expulsion de séquestres, ni de dénudation osseuse.

On ne peut souvent donner d'autre raison pour repousser l'idée d'une *ostéite chronique* ordinaire, que l'existence de douleurs excessives qui n'ont aucun rapport avec l'indolence habituelle de l'ostéite à marche lente. Nous avons même vu que la forme d'ostéite que nous avons désignée sous le nom d'ostéite douloureuse chronique, et que cliniquement, nous avons été forcé de rapprocher des abcès des os, ne diffère, au point de vue anatomique, en aucune façon, de l'ostéite chronique ordinaire ; toute la différence réside dans les caractères de la douleur qui, dans l'ostéite chronique ordinaire est sourde, profonde, et en général peu intense, tandis qu'elle est atroce, lancinante, qu'elle arrache des cris au malade et le prive de sommeil, lorsqu'il s'agit de l'ostéite douloureuse chronique (ostéite à forme névralgique de M. Gosselin).

Une affection qui, lorsqu'elle siége dans les extrémités des os longs, offre certainement avec l'abcès douloureux des os, une grande analogie de symptômes, c'est la *nécrose centrale.* Nous avons rencontré, en feuilletant les recueils périodiques, un grand nombre d'observations, dans lesquelles il est indiqué que la trépanation ayant été pratiquée, on trouva au milieu d'une cavité purulente intra-osseuse un séquestre plus ou moins volumineux. Ces abcès symptômatiques de nécrose s'accompagnent souvent de symptômes très-analogues à ceux des abcès simples idiopathiques dont nous nous occupons. Les deux variétés d'abcès s'accompagnent d'une tuméfaction assez uniforme de l'os et toutes deux donnent naissance à des douleurs localisées. Mais là commence la différence, car l'abcès symptomatique de nécrose est, en général, beaucoup moins douloureux que l'abcès simple ; la douleur y est aussi moins durable et ne présente pas les rémissions suivies des périodes d'acuité de plus en plus vives que nous avons décrites dans les abcès idiopathiques. Mais ce qui différentie surtout ces deux formes d'abcès, c'est leur marche : dans la nécrose, la réaction inflammatoire est généralement plus vive, la cavité purulente augmente beaucoup plus rapidement et ne persiste pas, comme l'abcès douloureux des os, un grand nombre d'années avant de se faire jour à l'extérieur. Cette ouverture relativement précoce, se fait soit du côté des téguments, soit du côté de l'articulation voisine; aussi les complications articulaires sont-elles relativement fréquentes dans la nécrose, rares dans les abcès idiopathiques.

Une fois que la cavité purulente communique avec l'extérieur, le diagnostic devient plus facile. Dans le cas de nécrose, on a des fistules qui persistent jusqu'à l'expulsion complète des séquestres, et si l'on introduit une sonde ou un stylet à travers les orifices cutanés, on arrive sur une surface osseuse dure, mobile, plus ou moins rugueuse, qui, par la percussion, donne un bruit sec et caractéristique. Dans les cas d'abcès idiopathique, au contraire, si une fistule se montre, elle persiste moins longtemps, ou bien elle est sujette à des alternatives d'ouverture et de fermeture. On peut, en outre, apprendre du malade que jamais elle n'a donné issue à des séquestres, si petits qu'ils soient; enfin, lorsque le stylet peut être introduit jusque dans la cavité, on aperçoit que bien qu'il parcoure un trajet à parois dures, résistantes, il ne rencontre en aucun point des portions d'os mortifiées.

Il est une autre affection des os (encore mal connue dans sa nature) qui, par certains côtés, ressemble aux abcès douloureux des os : c'est la *carie*, affection que, depuis les travaux de Ranvier, l'on considère généralement comme anatomiquement caractérisée par la dégérescence graisseuse des éléments osseux.

On pourrait croire que c'est à une lésion de ce genre qu'est due la raréfaction du tissu osseux, qui est signalée dans plusieurs des observations que nous avons rassemblées. Nous allons voir que l'étiologie, les symptômes, la marche de la carie, presque toute la maladie en un mot, se présente avec des caractères différents de ceux que nous avons décrits, comme appartenant aux abcès douloureux des os.

Si la carie, à l'exemple de l'affection qui nous occupe, se développe fréquemment dans les extrémités spongieuses des os longs, elle atteint souvent aussi les os courts et particulièrement ceux du tarse et du carpe, les vertèbres, le sternum, les côtes, le sacrum. Souvent aussi, la carie se montre sur différents points du squelette en même temps ; ce fait n'a pas encore été observé dans les abcès des os.

La carie est plus fréquente chez les enfants que chez les adolescents ; pour les abcès intra-osseux, c'est le contraire qui s'observe. La carie se développe presque exclusivement sous l'influence de la diathèse scrofuleuse, tandis que cet état constitutionnel ne semble jouer aucun rôle dans le développement des abcès; ceux-ci atteignent, en effet, fort souvent, des individus robustes et jouissant d'une bonne santé habituelle.

La douleur, dans la carie, est médiocre et a souvent besoin d'une pression un peu forte pour se faire sentir; dans les abcès des os, on a des douleurs vives, intermittentes, spontanées, sur le retour desquelles la pression n'a souvent aucune influence. Le gonflement se montre presque toujours, dès le début, dans les cas d'abcès ; il est, au contraire, longtemps inappréciable dans la carie et donne une consistance variable suivant les points : dur par places, il est quelquefois un peu mollasse dans d'autres, pour se ramollir de plus en plus, s'ouvrir et donner lieu à un écoulement purulent de longue durée.

Sans parler de la poussière osseuse et même des petites esquilles qu'on peut rencontrer au milieu du pus de la carie, ce liquide y est souvent séreux, mélangé à des flocons blanchâtres et doué d'une odeur fétide, tous caractères qui ne sont pas l'apanage du pus contenu dans les abcès douloureux des os.

Lorsque, dans les cas de carie, on introduit une sonde ou un stylet par l'ouverture fistuleuse, on constate des aspérités, des inégalités de la surface osseuse dénudée ; de plus, l'instrument pénètre facilement dans l'épaisseur de l'os, en rompant les cloisons fragiles et dégénérées du tissu spongieux, et l'on obtient la sensation d'une crépitation fine et particulière due à cette rupture. Bien qu'un certain degré d'ostéite raréfiante accompagne parfois les abcès douloureux des os, ce n'est généralement pas dans le voisinage immédiat de la cavité qu'on la rencontre, car les parois de celle-ci présentent généralement des caractères tout opposés, constituées qu'elles sont par un tissu dur, résistant et même éburné. En effet, ce qui domine le plus souvent dans le voisinage immédiat de la cavité purulente, c'est l'ostéite condensante.

Enfin, on pourrait trouver un dernier caractère différentiel pour séparer les abcès douloureux des os de la carie, dans la manière différente dont la cicatrisation marche dans ces deux affections, une fois que le foyer est mis en rapport avec l'extérieur; car, tandis que dans la carie, une fois la cavité ouverte, la membrane pyogénique ne travaille pas à une réparation et ne fournit pas de substance osseuse nouvelle, dans les cas d'abcès douloureux des os ouverts par la trépanation, la cavité bourgeonne et se comble peu à peu, les tissus de nouvelle formation s'infiltrent de substance calcaire et se mettent bientôt de niveau avec les parties saines voisines. Cette différence tient, sans doute, à l'état général du sujet qui reste généralement bon chez les malades atteints d'un abcès intra-osseux, tandis que dans la carie ils sont profondément débilités et ont un pouvoir nutritif et réparateur trop pauvre pour fournir les éléments à une régénération osseuse.

Les *dépôts tuberculeux* qu'on rencontre dans les extrémités articulaires des os longs peuvent, en se ramollissant, donner lieu à des collections purulentes intra-osseuses, analogues à celles de l'affection qui nous occupe. Si nous les avons écartées de notre sujet, c'est qu'il s'agit là d'abcès symptomatiques et non plus des abcès idiopathiques, dont nous avons entrepris l'étude.

Est-il possible, cliniquement, de distinguer ces cavités tuberculeuses des cavités purulentes simples?

L'abcès simple est presque toujours unique, les tubercules ramollis se montrent au contraire fréquemment sous forme de collections multiples dans une extrémité osseuse.

L'abcès simple est généralement marqué par des douleurs excessives et peut persister pendant plusieurs années sans altérer la santé ; les cavités tuberculeuses, au contraire, ne donnent lieu qu'à des douleurs locales peu vives et s'accompagnent plus ou moins rapidement de signes de tuberculose dans d'autres organes de l'économie. La terminaison des abcès simples reste relativement favorable, quelle que soit leur durée ; les abcès tuberculeux, au contraire, ont une tendance marquée à se porter vers la surface articulaire, plutôt que vers le périoste où un dépôt de nouvelles couches de substance osseuse retarde leur progrès ; ils tendent à détruire le cartilage dia-épiphysaire, le cartilage d'encroûtement et à gagner la cavité de l'article. Alors survient une arthrite aiguë qui est mortelle ou qui, passant à l'état chronique, revêt les caractères d'une tumeur blanche. Ce mode de terminaison est exceptionnel dans les abcès douloureux des os.

Disons pour terminer que nous croyons que la fréquence des tubercules des os a été exagérée, et que Nélaton et beaucoup d'autres après lui ont souvent décrit comme tubercules ramollis, de simples abcès chroniques des os. L'observation que nous avons résumée sous le n° 143 nous paraît pouvoir être considérée comme un exemple de cette confusion.

Les *tumeurs* intra-osseuses sont parfois fort difficiles à distinguer des abcès douloureux des os, et la véritable nature de la lésion n'est quelquefois reconnue que lorsque la trépanation a mis à découvert la surface de l'os. Comme les variétés de ces productions morbides sont nombreuses, nous dirons seulement quelques mots des principales d'entre elles.

Les *tumeurs vasculaires* sont facilement distinguées des abcès douloureux des os. Leur expansion en masse à chaque systole, leur affaissement lorsqu'on comprime l'artère principale du membre, la possibilité de les réduire et de sentir alors une cavité à parois osseuses, le souffle systolique, la crépitation parcheminée qui les accompagne, sont des signes plus que suffisants pour faire éviter l'erreur.

Une *tumeur myéloïde* donnerait plus facilement le change. En effet, ce genre de tumeurs, constitué surtout par la prolifération des éléments médullaires (médullocèles, myéloplaxes) se rencontre assez fréquemment aux extrémités des os longs et à l'âge où le squelette accomplit son évolution physiologique. Leur peu de retentissement sur l'état général du sujet, l'absence d'engorgement ganglionnaire, la tuméfaction parfois dure, quoique le plus souvent inégale qui les constitue, les douleurs violentes qui les accompagnent dans quelques cas, sont en effet de nature à induire en erreur. Nous avons pu juger de la difficulté que présente ce diagnostic dans quelques cas, à l'occasion d'un jeune homme de vingt et un ans, que nous avons observé, en 1877, dans le service de M. Duplay. Ce malade se plaignait de douleurs spontanées très-vives au niveau d'un gonflement de consistance osseuse qu'il portait à l'extrémité supérieure du tibia et qui datait de deux ans. Tous les symptômes habituels des abcès douloureux des os existaient au complet. Si M. Duplay ne trépana pas, c'est simplement parce qu'en un point très-limité, le gonflement présentait une consistance un peu mollasse et que ce défaut de résistance laissait quelque doute dans son esprit sur la véritable nature de la lésion osseuse. Cette réserve était sage, car deux mois après l'entrée du malade dans le service, on découvrait, en ce point, de légers battements isochrones au pouls. C'est alors que, voulant s'assurer de la véritable nature de la tumeur, M. le docteur Duplay fit une incision cruciale des téguments et mit à nu une tumeur très-vasculaire, d'apparence sarcomateuse et animée de battements.

Cet exemple montre que les tumeurs myéloïdes, au début, peuvent en imposer pour un abcès douloureux des os et qu'un diagnostic exact n'est souvent possible qu'une fois que la tumeur dure déjà depuis assez longtemps pour s'accompagner de phénomènes d'expansion perceptibles par la palpation, de bruit de souffle à l'auscultation ou de crépitation parcheminée.

L'*ostéo-sarcôme* peut revêtir au début les symptômes des

abcès intra-osseux ; mais, plus tard, alors que la masse morbide a augmenté de volume, que des varices sillonnent la couche cellulaire sous-cutanée, que l'os se laisse dilater, s'amincit et fait entendre des craquements quand on le comprime, que les ganglions se prennent à leur tour, que le malade maigrit et perd l'appétit, il n'y a plus de doute à avoir sur la nature maligne de l'affection.

Quant aux autres tumeurs malignes, *carcinômes*, *épithéliômes*, etc., elles sont le plus souvent secondaires à un néoplasme des parties molles. Du reste, fussent-elles primitives, elles seraient encore facilement reconnues, car, loin de se traduire par un épaississement du tissu osseux, elles le détruisent rapidement, arrivent sous la peau, l'ulcèrent, végètent au dehors, donnent lieu à des écoulements sanieux et fétides, et s'accompagnent d'engorgement ganglionnaire, tous caractères essentiellement différents de ceux qui caractérisent les abcès donloureux des os.

Il ne nous reste plus qu'à dire quelques mots des *kystes simples non parasitaires* et des *kystes hydatiques* qu'on rencontre quelquefois, quoique bien rarement, dans les extrémités des os longs. Si ces tumeurs liquides peuvent à leur début présenter quelque analogie de symptômes avec l'affection que nous étudions, il n'en est plus de même plus tard, lorsqu'elles ont acquis un volume considérable et que leurs parois, distendues par la sérosité, se sont amincies, car, à ce moment, outre leur indolence habituelle, la crépitation parcheminée, la fluctuation qu'on constate par la palpation, devront facilement faire éviter la confusion entre les deux affections.

Nous avons actuellement à traiter une question délicate. Est-il possible cliniquement de distinguer les véritables *abcès des os* de la forme d'ostéite que nous avons désignée sous le nom d'*ostéite douloureuse chronique?*

C'est là un point difficile de pratique, car, et nous l'avons déjà suffisamment répété, les symptômes sont absolument les mêmes dans les deux cas; ce qui le prouve, c'est le nombre des chirurgiens de valeur indiscutable qui n'ont reconnu, qu'après la trépanation, l'ostéite douloureuse chronique, alors que le diagnostic d'abcès intra-osseux avait été porté sans hésitation. C'est pour cela que nous croyons devoir exposer les différences légères qui ont paru à quelques observateurs pouvoir servir à distinguer ces deux formes d'inflammation osseuse.

Suivant M. Gosselin (1), « on peut incliner en faveur de l'ostéite douloureuse sans abcès, lorsque la maladie est constamment apyrétique, lorsque le sujet, malgré ses souffrances, continue à manger et à n'avoir aucun trouble des grandes fonctions et aussi, lorsque l'ostéite ancienne dont il est atteint, n'a eu à aucune époque de terminaison par suppuration. Il y a lieu, au contraire, d'incliner du côté de l'abcès, lorsque le malade a de temps à autre des symptômes fébriles, que sa santé s'altère, et qu'il a eu, au début, ou dans le cours de l'ostéite, de la suppuration et de la nécrose. » Mais, M. Gosselin le dit lui-même, « combien ces moyens de diagnostic sont incertains! Cinq fois, il m'est arrivé de présumer fortement la présence d'un abcès enkysté et de faire la trépanation, sans trouver une goutte de pus. »

Il a été dit que la tuméfaction de l'os est mal limitée, diffuse dans l'ostéite douloureuse chronique, tandis qu'elle est plus localisée dans les cas d'abcès. Les observations ne nous ont pas paru confirmer cette remarque.

---

(1) Gosselin.— *Dict. de Méd. et de Chir. pratiques*, t. XXV, art. *Ostéite*, p. 342, 1878.

D'après M. Broca (1) et d'après M. Stanley (2), le siége du gonflement aurait quelque valeur: les abcès ne se rencontreraient qu'exceptionnellement au niveau du centre diaphysaire, tandis que l'ostéite douloureuse chronique y aurait été observée assez souvent. Dans nos dix-huit observations d'ostéite douloureuse chronique, la lésion siégeait cinq fois dans le tiers moyen de l'os.

Suivant M. Duplay (3), l'ostéite douloureuse chronique, aurait plus souvent une origine traumatique que les abcès des os; d'un autre côté, les abcès de voisinage ou abcès suspériostiques seraient beaucoup plus fréquents dans les cas d'abcès intra-osseux que dans ceux d'ostéite sans cavité. Cette remarque nous a paru assez exacte.

Quant à distinguer les véritables collections purulentes des cas dans lesquels les cavités intra-osseuses renferment un liquide séreux ou simplement des fongosités, nous n'avons pu trouver aucun signe particulier qui pût servir à faire la distinction au lit du malade.

De tous les détails dans lesquels nous venons d'entrer, il ressort que le diagnostic certain de la variété d'abcès à laquelle on a affaire est le plus souvent impossible tant que le foyer n'a pas été ouvert. C'est en raison de cette incertitude inévitable que M. Gosselin (4) a proposé la trépanation exploratrice au sein de la tuméfaction. Cette petite exploration peut être faite sans inconvénient, puisque comme nous le verrons tout à l'heure, à propos du traitement, elle peut amener une diminution des douleurs, alors même qu'elle n'ouvre aucun foyer purulent.

---

(1) Broca. — *Cyclopedia of Practical Surgery*, t. III, p. 414, 1862.

(2) Stanley (Ed.). — *Diagnosis of Abscess of Bone*. In *Half Yearly Abstracts of the medical Sciences*, t. XI, 1850, p. 100.

(3) Duplay (S.). — *Progrès médical*, n° 1, 6 janvier 1878, p. 3.

(4) Gosselin. — *Bull. de l'Acad. des Sciences*, 18 oct., 1875 et *Dict. de Méd. et de Chir. pratiques*, t. XXV, p. 343, 1878.

§ II. Pronostic.

Les abcès douloureux des os, bien qu'ils ne compromettent presque jamais l'existence, que leurs complications soient assez rares et qu'ils n'altèrent même souvent en aucune façon la santé générale, ne comportent pas moins, lorsqu'ils sont abandonnés à eux-mêmes, un pronostic sérieux, puisqu'il y a bien peu de chances de voir la maladie se terminer favorablement par les seuls efforts de la nature, et que, les souffrances dont elle s'accompagne, rendent les malades de plus en plus incapables de tout travail sérieux.

N'a-t-on pas vu dans quelques cas, la violence des douleurs être assez grande pour que les patients, lassés de leur pénible existence soient venus réclamer à grands cris, l'amputation? Sir B. Benj. Brodie n'a-t-il pas même vu quelques malades songer au suicide pour se soustraire aux tortures qu'ils enduraient?

Les travaux de Brodie en donnant aux chirurgiens les moyens de reconnaître l'affection, et d'y porter remède par la trépanation, ont eu pour résultat de modifier complètement son pronostic. Cette simple opération, en effet, dont le danger est presque nul, a permis de conserver un grand nombre de membres dont les fonctions auraient été compromises et qu'on aurait peut-être sacrifiés par l'amputation.

CHAPITRE IX.

Traitement.

Le traitement général, disons-le de suite, n'a aucune influence sur la guérison de cette affection, ce qui tend à prouver, une fois de plus, que sa pathogénie réside bien plus dans un état de suractivité du travail physiologique normal formateur de l'os, que dans un état diathésique particulier du malade.

Un grand nombre de médicaments internes ont été employés, tels que l'opium, le chloral, le bromure de potassium, le valérianate d'ammoniaque, etc., mais aucun n'a procuré de soulagement bien notable. Quant au sulfate de quinine, qui a été prescrit en raison de la périodicité des accès douloureux, il s'est montré également sans efficacité.

L'iodure de potassium, qui réussit si bien sur certaines formes d'ostéite, est aussi resté, d'après l'avis de presque tous les chirurgiens qui l'ont employé, sans effet sur le gonflement et les douleurs qui accompagnent les abcès des os. Seul, M. Henri Lee croit que ce médicament, donné à la dose de trois ou quatre grammes, peut amener une diminution temporaire de la douleur, en favorisant l'absorption de la partie la plus liquide du pus et en diminuant ainsi la distension de la cavité. Cette action n'a pas été vérifiée par d'autres observateurs.

Le repos et l'immobilité ont certainement une influence marquée sur la fréquence et l'intensité des accès douloureux et doivent être conseillés dans tous les cas où le malade ne veut pas se soumettre à un traitement chirurgical. On peut même employer l'immobilisation du membre dans une gouttière; mais, comme le malade ne peut pas passer sa vie au lit, et que les accidents reprennent leur première intensité dès qu'il marche et reprend ses occupations, ces moyens doivent être considérés comme complètement insuffisants.

Nélaton, et après lui M. Gosselin, ont conseillé la compression du membre malade par le bandage ouaté et lui ont reconnu, paraît-il, quelque avantage. Mais ce soulagement s'est-il maintenu? C'est là ce que les observations ne disent pas et ce qu'il serait cependant très-important de savoir.

La révulsion a été appliquée sous différentes formes au traitement des abcès douloureux des os. Les vésicatoires simples ou morphinés ont paru à M. Ollier agir efficacement, dans quelques cas, sur le phénomène douleur. M. Richet a conseillé aussi de pratiquer des cautérisations ponctuées sur la partie tuméfiée au moyen de pointes de platine rougies à blanc. Ce moyen lui aurait permis, dans un cas, de faire disparaître temporairement les douleurs. Quant aux moxas conseillés par Gerdy, quant aux caustiques, aux cautères, ils paraissent n'avoir jamais procuré le moindre soulagement aux malades. Ils peuvent même produire un effet tout opposé, en irritant le périoste et en déterminant la sécrétion de nouvelles couches osseuses.

De tous les moyens préconisés contre le phénomène douleur, nous croyons que c'est aux injections sous-cutanées de morphine qu'il faut accorder le plus de confiance.

Inutile d'ajouter que si des accidents inflammatoires se montrent au niveau de la région affectée, il est indiqué de les combattre par les divers moyens appropriés : cataplasmes émollients, onctions avec l'onguent mercuriel belladonné, application de sangsues, etc., et que si des abcès viennent à se former dans les parties molles, il faut immédiatement donner issue au pus à l'aide d'une large incison, de manière à éviter des décollements.

Tels sont, rapidement esquissés, la plupart des *moyens*

palliatifs qu'on peut mettre en usage dans le traitement des abcès des os. Inutile de dire que s'ils peuvent procurer momentanément un peu de soulagement au malade, ils sont toujours sans efficacité sur la guérison réelle de la maladie.

L'abcès des os doit être traité de la même manière qu'un abcès ordinaire, c'est-à-dire qu'on doit donner issue au pus. Aussi, nous pouvons le dire hautement, le seul traitement rationnel des abcès des os, c'est la trépanation. Mais, avant d'aborder la description de cette opération, nous devons dire quelques mots de deux moyens qui, bien que rentrant encore dans la catégorie des moyens palliatifs, ont paru procurer à quelques malades un soulagement, sinon définitif, du moins plus durable que les précédents; nous voulons parler de l'incision du périoste et de la saignée des os.

Incision du périoste. — Il est dit, dans la deuxième observation de Brodie (Obs. 27), qu'à la suite d'une large incision comprenant le périoste dans toute son épaisseur, les douleurs disparurent pour une année entière. Une remarque analogue est consignée dans l'observation de Stanley (Obs. 2). M. John Erichsen rapporte la cessation des douleurs dans ces cas, à la diminution de la tension de la membrane périostale. Cette incision du périoste peut-être essayée, surtout dans les cas où l'affection n'est pas très-ancienne, ou ceux où il reste quelque doute sur l'existence d'un abcès intra-osseux; elle semble, en effet, mieux réussir dans les premières périodes de l'affection et dans les cas d'ostéite douloureuse chronique, que plus tard, lorsque l'affection a passé à l'état d'abcès.

Saignée des os. — Imaginée par St. Laugier, cette petite opération consiste à pratiquer, au niveau de la tuméfaction osseuse, plusieurs perforations avec un instrument qui, une fois en place, peut servir à aspirer une certaine quantité de sang de l'intérieur de l'os. Elle aurait donné de bons résultats à son inventeur, mais cette opération, soit qu'elle ait été reconnue insuffisante, soit qu'elle n'ait pas été pratiquée assez souvent pour entraîner la conviction sur son efficacité, n'est pas entrée dans le domaine de la pratique.

TRÉPANATION. — La trépanation, par contre, est aujourd'hui acceptée par tout le monde, et il n'est actuellement presque pas d'année où cette opération ne soit pratiquée dans un ou plusieurs des hôpitaux de Paris, pour donner issue au pus d'un abcès intra-osseux. C'est qu'elle a fait ses preuves, c'est que chacun, actuellement, est convaincu non-seulement de son utilité, mais aussi de son innocuité. Non-seulement elle prévient l'ouverture possible de l'abcès dans l'articulation voisine et permet de sauver un membre qui, autrefois, aurait pu devenir l'objet d'une amputation, mais encore elle constitue la seule méthode véritablement curative d'une affection qui, par sa durée indéterminée, fait de l'existence des malades, une vie de souffrances presque continuelles.

On peut en outre la considérer comme innocente, puisque par elle seule, elle n'a jamais été le point de départ d'accidents sérieux. M. Gosselin (1) explique le peu de gravité de cette opération de la manière suivante : « Autre chose est d'ouvrir et d'exposer à l'ostéite suppurante aiguë un os qui est en état de condensation et un os qui est dans son état anatomique normal. Le premier est moins vasculaire et surtout moins graisseux ; par cela même, il est moins exposé à l'inflammation intense et surtout à l'inflammation putride, que lorsqu'il est dans son état anatomique normal. »

La trépanation est sans contredit une opération qui a été

(1) Gosselin. — *Bull. de l'Acad. des Sciences*, 18 oct. 1875.

pratiquée dès les temps les plus anciens ; il en est déjà fait mention dans les œuvres d'Hippocrate, mais, elle n'était alors et ne resta longtemps employée, que dans les cas de compression du cerveau par des épanchements sanguins ou purulents. Il faut arriver jusqu'au seizième siècle pour voir cette opération élargir son domaine et s'adresser à d'autres os qu'à ceux du crâne. Ambroise Paré proposait la trépanation des os dans les cas de carie pour leur donner, dit-il, « air et transpiration. » Le même moyen était mis en pratique au milieu du dix-huitième siècle par David et par J. L. Petit. Ce dernier dans son article « exostose et carie » rapporte deux trépanations du tibia, par lesquelles il donna issue à une collection purulente très-fétide. Depuis cette époque, la trépanation a toujours été pratiquée, mais ce n'est guère que depuis les travaux de Brodie, qu'elle est appliquée avec connaissance de cause, à la guérison des abcès douloureux des os.

Indications et contre-indications. — La trépanation est indiquée toutes les fois qu'on a des présomptions suffisantes pour croire à l'existence d'un abcès dans l'épaisseur d'un os. Nous disons même que la crainte de ne pas rencontrer de collection purulente, ne serait pas une raison suffisante pour écarter l'opération. Les observations prouvent en effet, que même dans les cas d'ostéite douloureuse chronique sans abcès, la trépanation a presque toujours réussi, à mettre fin aux douleurs intolérables dont se plaignaient les malades et qui avaient résisté à tous les autres modes de traitement.

Nous ne voyons qu'une seule *contre-indication* à l'opération, c'est le cas où l'on se serait assuré que l'abcès s'est ouvert dans l'articulation voisine et y a produit des désordres graves. Quant aux affections articulaires développées par voisinage, elles ne sont point toujours une contre-indication à l'ouverture de l'abcès intra-osseux par le trépan, car, les observations de Henry Lee (Obs. 37), de Pean (Obs. 72) et de B. Brodie (Obs. 101), dans lesquelles l'abcès intra-osseux était compliqué d'hydarthrose, sont une preuve que l'épanchement articulaire peut disparaître, en même temps que la lésion osseuse causale est guérie par la trépanation.

Procédé opératoire. Toutes les fois que le siége de l'abcès le permettra, on appliquera la bande d'Esmarch sur le membre malade avant de commencer l'opération. On sait combien ce moyen facilite les opérations qui se pratiquent sur les os et nous nous sommes en particulier convaincus, dans le service de notre maître, M. Duplay, de l'utilité de ce moyen dans le cas d'abcès des os, lorsqu'on désire opérer sans être gêné par l'écoulement du sang et juger aussi exactement que possible la nature et l'étendue des lésions. Nous regrettons que ce procédé d'hémostase n'ait pas été signalé plus tôt, car, on connaîtrait sans doute aujourd'hui, beaucoup mieux, les lésions osseuses qui constituent les abcès des os, les différentes variétés d'aspect et de composition que peut présenter le liquide contenu dans la cavité accidentelle, l'état exact du tissu osseux dans le voisinage de cette cavité et les caractères de la membrane qui la tapisse.

On aura à sa disposition tous les instruments nécessaires à la trépanation et à l'évidement des os. On devra se munir d'un bon bistouri pour inciser les parties molles et le périoste, d'écarteurs, de rugines, d'une boîte à trépan munie de couronnes de différentes dimensions et contenant un ciseau, un maillet, des gouges de différentes formes, un élévatoire et un tire-fond.

Un point important est de prendre soin d'avoir une couronne de trépan convenable ; il n'est pas nécessaire qu'elle soit d'un diamètre aussi grand que pour la trépanation des os du crâne. Il sera même avantageux, quand cela sera possible, d'avoir une couronne construite un peu différemment de celles dont on se sert généralement pour donner issue aux épanchements sous-crâniens. Le rebord dont sont munies celles-ci, rebord destiné à protéger le cerveau, est plus gênant qu'utile pour l'ouverture des abcès intra-osseux, car, lorsque ceux-ci s'accompagnent d'une hypertrophie considérable du tissu osseux et siégent à une certaine profondeur, ce rebord empêche souvent l'instrument de pénétrer assez profondément pour atteindre la cavité purulente. Il est vrai que dans ce cas, on pourrait terminer l'opération au moyen de la gouge, mais il est préférable d'arriver avec la couronne directement jusqu'à l'abcès, quelque épaisses que soient les couches osseuses qui le recouvrent.

Quelques chirurgiens préfèrent employer un trépan à large couronne, pour être plus sûrs de pénétrer du premier coup dans la cavité purulente, ce qui n'est pas toujours chose facile, lorsque aucun signe extérieur ne révèle le siége précis de l'abcès.

Il ne faudrait pas croire cependant que le trépan soit indispensable pour l'ouverture dés abcès douloureux des os. L'important est d'ouvrir une issue au pus et, faute de trépan, peu importe l'instrument par lequel le chirurgien s'ingéniera à le remplacer. Nous savons que M. Broca a employé, chez un de ses malades, une simple vrille de charpentier (Obs. 48) et a réussi, il est vrai après plusieurs perforations successives de l'os, à ouvrir la cavité purulente et à guérir son malade. C'est aussi d'une vrille dont s'est servi M. Ferris Jacobs et son malade a été également guéri (Obs. 46). Signalons encore à ce sujet que les chirurgiens anglais se servent volontiers de la tréphine ordinaire, instrument qui diffère du trépan français, en ce que l'arbre du trépan est remplacé par une poignée analogue à celle d'une vrille.

On trépanera l'os par son côté le plus accessible, c'est-à-dire par celui où il est le plus superficiel. Ainsi, pour le tibia, siége de prédilection des abcès intra-osseux, ce sera presque toujours au niveau de la face antéro-interne placée directement sous la peau, qu'on attaquera l'os pour aller à la recherche de la cavité purulente.

Le choix du point d'application, est, on le comprend, une chose des plus importantes, si l'on ne veut pas être obligé de transpercer l'os dans diverses directions, avant de tomber sur l'abcès présumé. On sera parfois guidé dans la recherche de ce lieu d'élection, par l'existence d'une tache sur les téguments ou d'un point particulièrement sensible à la pression, ou encore par l'orifice osseux d'un trajet fistuleux. Il a été en effet démontré par l'expérience, que ces altérations particulières des téguments ou de la surface de l'os, correspondent généralement au point où se trouve l'abcès, s'il y en a un. A défaut de ces signes extérieurs, on choisira le point le plus saillant de la tuméfaction ou celui qui paraîtra le plus chaud à la palpation minutieuse de la région.

L'opération en elle-même est très-simple. On doit administrer le chloroforme et mettre à nu la tuméfaction, dans la plus grande partie de son étendue. Pour cela, une incision longitudinale des téguments serait, à la rigueur, suffisante, mais on gagnera de l'espace et la trépanation sera rendue plus facile, si l'on pratique une incision transversale à chaque extrémité de la première, de manière à pouvoir rabattre les lambeaux de cette incision en H à droite et à gauche et mettre toute l'étendue de la tuméfaction à découvert. Cependant la plupart des chirurgiens se contentent de pratiquer une incision cruciale.

Quelle que soit la forme de l'incision des téguments, elle doit aller jusqu'à l'os et intéresser le périoste. Inutile de dire qu'ici, comme dans toute autre opération, on doit éviter avec soin de léser les gros troncs nerveux. Puis, les parties molles ayant été disséquées en même temps que le périoste, qu'on laissera adhérent à ces dernières, les lèvres de la plaie seront rejetées sur les côtés et confiées à des aides, qui les maintiendront avec les doigts ou des écarteurs. Contrairement à ce qu'on observe dans les ostéo-périostites vulgaires, le périoste est souvent à tel point épaissi et adhérent au tissu osseux, qu'on est obligé d'avoir recours à la rugine et d'employer une grande force pour le détacher.

Le deuxième temps de l'opération consiste à pénétrer dans la substance osseuse. C'est alors qu'on se sert du trépan. M. Gosselin conseille de faire deux ou trois petites ouvertures de deux centimètres au moins de profondeur avec le perforatif, afin de rechercher la cavité purulente, et, de ne se servir de la couronne que pour élargir l'ouverture du perforatif, une fois que l'on connaît le siége précis de l'abcès. Nous croyons plus pratique d'avoir recours de suite à la couronne de trépan, en se guidant pour le lieu d'application, sur le point de l'os qni paraît le plus altéré ou le siége du maximum du gonflement ou de la douleur, quitte à faire une seconde application et même une troisième, si l'on n'est pas tombé sur la cavité intra-osseuse.

Par suite de l'ostéite condensante, la substance osseuse est parfois si dure et si compacte, que la couronne de trépan a beaucoup de peine à s'y faire une voie. (Obs. 1, 12, 14, 15, 48, 103). C'est en raison de cette dureté, qu'il est prudent d'avoir à sa disposition deux couronnes de même grandeur, qui puissent couper dans le même cercle, car si l'instrument venait à se briser dans le cours de l'opération, on pourrait se trouver dans l'embarras.

Quelques chirurgiens ont insisté dans leurs observations, sur la grande épaisseur de tissu osseux qu'il leur fallut traverser, avant d'arriver au centre du foyer inflammatoire. M. Pingaud (obs. 15) rencontra dans le cours de la trépanation qu'il pratiqua sur le frontal de son dragon, le diploë entièrement condensé et d'une épaisseur telle, que la plus grande partie de la couronne avait disparu dans l'épaisseur du tissu osseux, sans qu'il fût parvenu au centre du foyer. Dans une clinique de Nélaton, relative au malade dont M. Ed. Cruveilhier a publié l'observation (obs. 103), il est dit que bien qu'on eût fait saillir la couronne de deux centimètres, on ne put parvenir à détacher la rondelle osseuse et que, pour arriver jusqu'à la cavité, on fut obligé de faire saillir la couronne de trois centimètres.

Il ne faudrait pas croire cependant qu'il en soit toujours ainsi. Bien au contraire, le foyer purulent, surtout lorsqu'il siége dans la partie moyenne de la diaphyse, est généralement assez voisin de la surface de l'os, pour qu'on n'ait pas à traverser des couches osseuses très-épaisses. Parfois même le trépan, après avoir perforé la lame la plus extérieure de l'os, tombe rapidement dans la cavité intra-osseuse (obs. III, V). C'est même là un nouvel argument en faveur de l'opinion de ceux, qui comme nous, pensent que tous les abcès du corps de l'os ne siégent pas dans le canal médullaire.

Une fois la rondelle osseuse détachée, il ne reste plus qu'à la soulever, soit au moyen d'un tire-fond introduit dans le petit orifice que présente son centre et qui est dû à l'action de la pyramide, soit au moyen d'un élévatoire, appliqué entre les deux lèvres de la section pratiquée par la scie circulaire.

Il arrive parfois que la couronne de trépan tombe à cheval sur l'abcès et ses parois; il suffit alors d'agrandir l'ouverture au moyen d'une gouge, pour mettre la cavité purulente complètement à découvert. D'autres fois, quelle que soit la profondeur à laquelle on ait fait pénétrer l'instrument dans l'épaisseur de l'os, on n'arrive à découvrir aucune cavité ; mais, il suffit souvent de sonder avec un stylet les parois de l'ouverture pratiquée par le trépan, pour briser une cloison osseuse et voir le pus sourdre en plus ou moins grande abondance (Obs. 41, 44, 79).

Si l'on n'arrive pas de suite à découvrir le foyer purulent, il ne faut pas désespérer, car le lieu choisi pour la trépanation peut avoir été un peu défectueux, quoique le diagnostic soit correct. Aussi doit-on appliquer une seconde couronne dans un point voisin de la première ouverture. Il est rare qu'on ne parvienne pas, en procédant ainsi, à rencontrer l'abcès, lorsqu'il existe. Le seul exemple de collection purulente intra-osseuse dont l'existence soit restée méconnue malgré la trépanation, appartient à M. Goodall (obs. 97). On trépana l'os, mais sans succès ; il en résulta même une inflammation de l'os dans sa totalité, qui obligea ce chirurgien à pratiquer l'amputation de la cuisse et, ce ne fut qu'à l'autopsie du membre malade, qu'on découvrit au centre de la tête du tibia, une cavité du volume d'un haricot, entourée de toutes parts par du tissu osseux condensé.

M. W. Savory (1), dans le but d'éviter de laisser passer inaperçu un abcès de petit volume, dans le but aussi d'éviter les trépanations multiples, conseille de commencer par inciser l'os longitudinalement avec une petite scie et de n'appliquer le trépan que lorsqu'on voit sourdre le pus à travers la plaie osseuse. Nous croyons que cette manière de faire est inutile et complique l'opération, plutôt qu'elle ne la rend plus facile. Elle est inutile en effet, car, à supposer que le diagnostic ait été faux et qu'on ait trépané dans un cas d'ostéite douloureuse chronique sans abcès, l'opération pratiquée n'est nullement à regretter. Elle ne sera pas nuisible au malade et réussira même mieux qu'aucun autre moyen, à faire disparaître les douleurs dont il souffre. Seulement, il est bon de préparer le malade avant l'opération à cette éventualité, de manière à ce qu'il ne soit pas trop désappointé, si le chirurgien est obligé de lui confesser qu'il n'a pas trouvé de pus.

Dans la grande majorité des cas, après avoir mis à nu la cavité, on la trouve remplie d'un liquide franchement purulent, beaucoup plus rarement séro-purulent ou même séreux. Nous ne reviendrons pas ici sur ces particularités relatives au contenu des abcès, nous préférons dire quelques mots d'un phénomène curieux, dont il n'est fait mention que dans la deuxième observation de Benj. Brodie. (Obs. 27.) Il y est dit que, dès que la cavité fut ouverte, le pus fit irruption et remplit la cavité creusée par le trépan. Sir Benj. Brodie explique le fait en disant que les parois osseuses étaient sans doute en état de tension et que, dès que l'ouverture fut pratiquée, ces parois purent revenir sur elles-mêmes et chasser le liquide à l'extérieur. M. W. Savory (1) donne la même explication du phénomène. Cette hypothèse ne nous satisfait nullement ; nous aimons mieux croire, comme M. Ed. Cruveilhier (2), « à la brusque dis-

---

(1) Savory (W.). — *Clinical Lecture on a case of Abscess of the Tibia.* In *The Lancet*, 1874, vol. I, p. 791.
(2) Cruveilhier (Ed.). *Loc. cit.*, p. 40.

tension des vaisseaux de la poche par le sang, lorsque l'ablation de la rondelle osseuse est venue faire cesser subitement la pression à laquelle le pus était soumis. »

M. Dubreuil dit, dans son observation (Obs. 81), qu'il a constaté, après l'ouverture du foyer, que le pus était soulevé par les pulsations des artères contenues dans la membrane pyogénique. Rien de semblable n'a été signalé dans les autres observations que nous avons rassemblées.

Dans d'autres cas, on tombe bien sur une cavité nettement circonscrite, mais on la trouve vide, avec des parois tapissées par une membrane ou des fongosités. Cet état de vacuité a été nettement observé par nous-même chez le malade qui fait le sujet de notre observation V ; il n'y avait pas de pus liquide, mais un espace complétement vide d'un centimètre de diamètre, limité de tous côtés par des fongosités. Nous ne pensons pas que cette cavité fût réellement vide avant l'opération; nous croyons qu'avant l'application de la bande d'Esmarch, ces tissus mous, gorgés de sang, devaient remplir complètement la cavité, et que, si nous avons trouvé un espace complètement vide, ce phénomène doit être attribué à la décongestion produite par l'appareil d'Esmarch. Nous nous sommes, du reste, déjà expliqué sur ce sujet.

Les abcès douloureux des os, ouverts spontanément à l'extérieur, doivent-ils être soumis à la trépanation? Oui, dans la plupart des cas, car leur ouverture naturelle, le plus souvent très-étroite ou tortueuse, est presque toujours complètement insuffisante pour donner une issue suffisamment facile au pus. Au moment de l'ouverture spontanée du trajet fistuleux, les douleurs diminuent ou cessent même entièrement, mais ce résultat n'est, le plus souvent, que temporaire ; les fistules se ferment et se rouvrent alternativement ou bien se vident incomplètement, et les douleurs reparaissent. Il faut donc pratiquer l'opération comme dans les cas d'abcès non ouverts, en se guidant, pour l'application du trépan, sur l'ouverture naturelle de la collection purulente. Ce précepte est déjà contenu dans le mémoire de

David (1764) (1), que nous avons été heureux de pouvoir citer.

C'est après avoir ouvert la cavité intra-osseuse qu'un certain nombre d'observateurs ont noté le peu d'adhérence et la sensibilité spéciale de la membrane qui tapissait ses parois. Dans l'observation de M. Broca (Obs. 48), cette sensibilité était si prononcée, que le malade, quoique sous l'influence du chloroforme, poussait des plaintes et s'agitait chaque fois qu'on venait à toucher la membrane limitante de l'abcès. Nous n'avons pu vérifier ce phénomène chez aucun des malades que nous avons vus trépanés.

Nous voyons, par la lecture de plusieurs des observations rapportées par M. Perret dans sa thèse (Obs. 9, 10, 83, 121), que M. Ollier a cru parfois utile de pratiquer une contre-ouverture sur la face opposée de l'os trépané et de traverser l'os de part en part avec un drain, de manière à faciliter l'écoulement du pus. Cette pratique ne nous paraît pas avoir été imitée par d'autres chirurgiens. Nous croyons que cette contre-ouverture est le plus souvent inutile, quand on a eu soin de compléter la trépanation par l'évidement de l'os malade, de manière à mettre le fond de la cavité en communication le plus large possible avec l'extérieur. C'est de cet évidement dont nous avons actuellement à parler.

Evidement. — Cette opération, proposée par M. Sédillot pour les cas de carie étendue et pour l'extraction des séquestres invaginés, est rarement appliquée seule au traitement des abcès douloureux des os. Quoiqu'elle puisse à elle seule, nous n'en doutons pas, donner d'excellents résultats, elle est presque toujours employée comme opération complémentaire de la trépanation, et c'est en effet à ce rôle qu'elle doit être réservée dans la plupart des cas. Une fois

(1) David. — *Mémoires sur les Abcès*. In. *Prix de l'Académie de Chirurgie*, t. IX, p. 1861, édition Didot, 1764.

la collection purulente ouverte, elle servira à enlever les portions d'os voisines de la cavité qui paraissent le plus altérées, et à convertir le trajet cylindrique dû à la couronne du trépan, en une perte de substance largement ouverte à l'extérieur et dépourvue d'anfractuosités où stationnerait le pus.

L'opération complexe de trépanation suivie d'évidement est celle à laquelle nous donnons la préférence.

Soins consécutifs. — Les soins consécutifs à l'opération sont des plus simples ; ils se borneront à ceux qu'exige d'ordinaire une plaie des parties molles. On remplit la perte de substance osseuse de petites boulettes de charpie imbibées d'eau phéniquée, de manière à la faire cicatriser de la profondeur à la surface, et éviter ainsi la formation de clapiers, qui pourraient réclamer, dans la suite, une nouvelle intervention chirurgicale. On recouvrira toute la partie d'un pansement à plat.

L'immobilisation dans une gouttière, bien qu'elle ait été conseillée, nous paraît inutile dans la plupart des cas ; de même, à moins cependant d'érysipèle dans les salles, nous considérons comme superflue, l'application de l'appareil ouaté conseillé par M. Gosselin.

Résultats de la trépanation. — Les parties osseuses mises à nu par l'opération ne se nécrosent pas ; elles se couvrent de bourgeons charnus qui donnent lieu pendant quelque temps à une suppuration superficielle plus ou moins abondante. La plaie diminue chaque jour de profondeur et vient rapidement se mettre de niveau avec la peau des parties voisines. On a lieu de supposer que les bourgeons charnus se pénètrent progressivement de phosphate calcaire, car la cavité creusée par l'opération est bientôt remplacée par un tissu osseux très-dense et comme éburné. Il y a donc régénération osseuse aux dépens de l'os ancien.

Quant au temps nécessaire à cette cicatrisation, il est très-variable. On comprend aisément qu'elle peut être influencée de mille manières, et en particulier, par le plus ou moins d'étendue de la perte de substance qui a été pratiquée à l'os. D'après M. Broca, l'ouverture reste longtemps fistuleuse et ne se ferme ordinairement qu'au bout de cinq ou six mois. Bien qu'il ait soin d'ajouter que les malades recouvrent les fonctions de leur membre, bien avant la cicatrisation complète de la plaie, nous croyons que la guérison définitive est généralement plus rapide que l'indique M. Broca.

Dans l'observation que M. Ed. Cruveilhier a recueillie dans le service de Nélaton, il est dit qu'un mois après l'opération, le malade pouvait quitter l'hôpital (Obs. 103.); il en est de même dans les observations de M. Syme (Obs. 60) et de M. Chédevergne (Obs. 114); dans une de celles de M. Perret (Obs. 83), c'est deux mois après la trépanation que le malade, bien que la plaie ne fût pas encore complètement fermée, put partir en convalescence. Chez la malade de M. Simon (Obs. 44.), la guérison se fit par contre attendre pendant cinq mois, mais il ne faut pas oublier qu'il s'agissait là d'un cas spécial, car, chez cette malade, l'abcès intra-osseux était compliqué d'une ostéite superficielle avec nécrose, et la santé générale était si altérée, qu'une longue convalescence était encore ce qu'on pouvait attendre de mieux.

Quant à nos observations particulières, voici ce qu'on peut en tirer au point de vue de la notion du temps nécessaire à la guérison complète, y comprise la cicatrisation de la plaie. Elle a été relativement rapide. Pour deux malades, elle s'est fait attendre trois mois (Obs. II, VI); pour trois autres, elle s'est montrée dans le cours du second mois (Obs. I, IV, V); quant aux deux autres observations, nous voyons dans l'une (Obs. III), la malade quitter l'hôpital vingt-quatre jours après l'opération, avec une cicatrisation incomplète de la plaie ; dans l'autre (Obs. VII), nous constatons un résultat plus rapide encore, puisque trois semaines après l'opération, le petit malade pouvait rentrer chez lui.

Il est juste de dire qu'il s'agissait, dans ce dernier cas, d'un abcès développé dans une phalange, et que, par conséquent, bien que la plaie ne fût pas entièrement fermée, rien ne s'opposait à ce qu'on lui permît de marcher.

Quels sont les résultats de la trépanation sur le symptôme douleur? La grande majorité des observations consignent sa disparition complète immédiatement après l'opération. Ce résultat est bien remarquable, quand on songe qu'il est obtenu sur des malades, qui souffraient depuis de longues années.

Nous devons cependant dire qu'il n'en a pas toujours été ainsi, et que, dans quelques cas, très-rares il est vrai, les douleurs ont persisté, malgré l'opération (Obs. 7) ou que leur disparition s'est fait longtemps attendre (Ob. 8, 20, 25, 102, 104.) Plus souvent, les malades ont continué à souffrir plus ou moins, pendant les quelques jours qui ont suivi l'opération, mais comme ils l'ont dit le plus souvent eux-mêmes, ces douleurs n'étaient plus à comparer avec les angoisses qu'ils éprouvaient auparavant; elles avaient changé de caractère et étaient analogues à celles que donnerait une inflammation. (Obs. 9, 10, 14, 48, 103.) Elles semblent tenir alors à la sensibilité de la plaie pratiquée par le trépan et à la réaction inflammatoire qui en est le résultat. Ce fait a été constaté chez trois malades de nos observations particulières. (Obs. I, IV, V.)

Enfin, dans une autre catégorie d'observations, il est dit que les douleurs, après avoir disparu pendant un certain temps, se sont montrées de nouveau. Chez un des malades de M. Perret (Obs. 121), les douleurs disparurent complétement après la trépanation, mais, quinze jours plus tard, elles se montrèrent de nouveau. M. Ollier se décida à l'ablation de la diaphyse du métacarpien malade. En procédant à cette opération, il remarqua que cet os était fracturé, accident qui s'explique fort bien, quand on réfléchit que le trépan n'avait laissé subsister qu'un simple pont de substance osseuse. C'est cette fracture qui, sans doute, a été la cause du retour des douleurs. Plus souvent, leur récidive est due à une opération incomplète, qui a laissé subsister une certaine étendue de tissu osseux malade, ou bien à ce que la cicatrisation de la plaie, n'a pas été suffisamment surveillée et s'est faite vicieusement. Dans ce cas, il faut renouveler la trépanation sur un autre point de l'os ou pratiquer l'évidement. Dans les observations 5 et 9, il est dit qu'une seconde trépanation a amené la guérison. Cette conduite n'a pas été celle de M. Michon (Obs. 3) ; bien que les douleurs eussent reparu quelque temps après la première trépanation, il ne la renouvela pas : il a eu tort, car, peut-être une nouvelle opération plus complète que la première, aurait-elle définitivement guéri le malade.

Il est aussi difficile d'expliquer pourquoi les douleurs disparaissent après la trépanation, que de donner la raison des souffrances éprouvées par les malades dans le cours de l'affection.

D'après Morven Smith (1), « ce résultat n'est pas surprenant, quand on songe que le pus était emprisonné par des parois osseuses résistantes et qu'il pressait sur la membrane médullaire devenue excessivement sensible. » On pourrait à la rigueur admettre cette explication pour les véritables abcès ; mais alors, comment l'opération agit-elle dans les cas d'ostéite douloureuse chronique sans abcès? On sait que la disparition des douleurs est encore dans ce cas, le résultat le plus habituel de la trépanation. Sera-ce comme l'enseignait St. Laugier par l'écoulement sanguin qui en résulte ? M. Gosselin (2) préfère admettre que « l'opération, surtout quand on s'est servi de la gouge et du maillet, a ouvert quelques-uns des canaux de l'os et enlevé les filets nerveux qu'ils contenaient, ou bien que, consécutivement à la trépanation, il se développe une ostéite traumatique, qui, se propageant à la partie de l'os atteinte d'ostéite chronique condensante, et s'y terminant par résolution ou résorption, diminue le calibre des canaux ner-

---

(1) Morven Smith. — *On the Incision of the Periosteum and the Trephining of Bone in certain purulent Inflammations constituting the first Stages of Necrosis.*

(2) Gosselin. — *Dict. de Méd. et de Chir. pratiques*, t. XXV, art. *Ostéite*, p. 355 et 356. 1878.

veux et dégage le nerf douloureux ; ou bien encore que cette ostéite prend de nouveau la forme condensante, diminue les canaux vasculo-nerveux et les rétrécit au point de faire disparaître, par une compression exagérée, les tubes nerveux. Dans ce cas, de même que dans le précédent, mais par un autre mécanisme, la guérison des douleurs est obtenue. » Ces hypothèses sont difficiles à démontrer.

D'après M. Perret (1), la trépanation peut être comparée à un débridement du tissu osseux, permettant au tissu embryonnaire en voie de développement de se frayer une voie au dehors et d'échapper à la compression à laquelle il était soumis avant l'opération.

Quels sont les résultats de la trépanation sur la tuméfaction de l'os ? Ils sont un peu variables suivant les cas, et nous n'avons du reste à notre disposition, pour décider cette question, que les rares observations où ce point a été signalé.

Dans une observation de Mac-Farlane (Obs. 106), il est dit que, onze mois après l'opération, on revit le malade et constata que la guérison ne s'était pas démentie, mais que l'os était resté hypertrophié et inégal à sa surface. Chez un malade de M. Ollier (Obs. 9), bien que la trépanation ait été suivie de la disparition des douleurs, l'ostéite a continué à produire des phénomènes hypertrophiques, car, six ans après l'opération, l'os avait doublé de volume. Chez un autre (Obs. 121), deux ans et demi après la trépanation, la guérison s'était maintenue, mais le péroné était toujours le siége d'un gonflement très-prononcé.

Dans l'observation d'Erichsen (Obs. 102), une première trépanation qui ne permit pas de découvrir la collection liquide intra-osseuse, fut aussi suivie d'une augmentation de volume de l'os ; quelque temps après, les douleurs ayant reparu, on fut obligé de pratiquer une seconde trépanation ;

---

(1) Perret. — *Loc. cit.*, p. 86.

mais plus heureux cette fois que la première, M. J. Erichsen mit à découvert la cavité intra-osseuse et guérit complètement son malade.

Ces faits de persistance et même d'augmentation du volume de l'os après l'opération, sont des exceptions : le plus souvent la tuméfaction se dissipe en grande partie, grâce à la résorption partielle des couches osseuses nouvelles, dont le dépôt avait été provoqué par la présence de la collection purulente. Nous en avons des exemples manifestes dans les observations 33, 79, 84, 101, 113.

Nous avons déjà dit que dans tous les cas où l'abcès intra-osseux était compliqué de l'existence d'une hydarthrose (Obs. 37, 72, 110), la guérison de la lésion osseuse par la trépanation avait eu pour conséquence la disparition de l'épanchement articulaire.

Accidents consécutifs à la trépanation. — Une hémorrhagie sérieuse est fort peu à craindre ; l'écoulement de sang s'arrête presque toujours de lui-même ou par une simple compression de la plaie pratiquée par le trepan.

La trépanation peut-elle mettre en danger l'articulation voisine ? M. Bendz (Obs. 111) ne trépana pas son malade, par crainte de pénétrer dans l'articulation. M. Henry Lee, dans l'observation 37, nous dit qu'il prit soin de ne point léser la jointure voisine. Il nous semble qu'il doit toujours être assez facile d'éviter cet accident, puisque nous n'avons pas pu trouver un seul exemple d'abcès développé dans la véritable épiphyse de l'os.

Nous avons vu, que lorsque la trépanation porte sur un os de petit volume, tel qu'un métacarpien, elle peut avoir pour conséquence une fracture consécutive (Obs. 122.)

L'érysipèle a été rarement observé ; nous ne le trouvons noté que dans deux observations (Obs. 83, 152). Chez Ouvré Marie (Obs. II), sept semaines après l'opération, toute la jambe jusqu'au dessus du genou devint le siége d'une rougeur intense au niveau de laquelle la pression était très-douloureuse.

Dans deux cas, l'opération a été suivie d'arthrite suppurée (Obs. 10, 71). Dans les deux cas, l'inflammation s'était propagée à l'articulation par le périoste et non par la moelle osseuse ; dans les deux cas, la mort a été amenée par pyohémie. Ce dernier et terrible accident s'est encore montré chez deux autres malades (Obs. 14, 152), mais, il est à remarquer, que la pyohémie ne s'est déclarée que longtemps après l'opération, alors que les malades se disposaient à quitter l'hôpital, parfaitement guéris. Comme le fait remarquer M. Perret, « cette infection ne peut s'expliquer que par les effets de l'encombrement dans une salle d'hôpital. »

Statistique. — Pour terminer ce qui a rapport au traitement des abcès douloureux des os ou de l'ostéite douloureuse chronique par la trépanation, nous présentons la statistique suivante :

Guérison complète	73 cas.
Guérison incomplète	3
Mort à la suite d'amputation	3
Mort à la suite de trépanation	3
Mort sans opération par phthisie pulm.	1
— — par albuminurie	1
Résultats inconnus	44
Total	128 cas.

Il est donc incontestable que la trépanation, qu'il s'agisse d'un abcès des os ou d'une ostéite douloureuse chronique sans abcès, réussit presque toujours à faire disparaître les douleurs rebelles qui caractérisent ces affections. Elle doit donc être conseillée, toutes les fois que la lésion osseuse n'est pas déjà compliquée d'une affection articulaire qui, par sa gravité, la rendrait inutile.

Observation I.

Osteite douloureuse chronique de l'extrémité inférieure du tibia, datant de neuf mois. — Pas d'abcès intra-osseux. — Trépanation. — Guérison.

Botomel, Jean, âgé de seize ans, quincaillier, entré le 18 février 1878, à l'hôpital Saint-Louis, dans le service de M. S. Duplay, salle Saint-Augustin, lit n° 35.

Le malade raconte qu'il y a neuf mois, en descendant de son lit, il porta le pied à faux et se fit une entorse. La douleur qu'il ressentit, au moment de l'accident, ne fut pas assez vive pour l'empêcher de marcher et de continuer son travail. Ce ne fut que quelques jours plus tard, qu'un léger gonflement se montra au niveau de l'extrémité inférieure de la jambe. Dans la suite, il s'aperçut que cette tuméfaction diminuait ou augmentait, suivant qu'il gardait le repos ou prenait de l'exercice.

Le malade alla consulter un rebouteur, qui le traita pendant cinq ou six mois sans succès. Lassé de souffrir, il alla trouver un médecin qui lui prescrivit des applications de teinture d'iode, puis il finit par entrer à l'hôpital Temporaire. Pendant trois semaines, il fut soigné au moyen de la teinture d'iode et un bandage ouaté. Il sortit amélioré, mais bientôt, sous l'influence de la marche, de la fatigue, les douleurs reparurent; c'est alors qu'il se décida à entrer dans le service de M. Duplay.

Etat actuel. — Le malade présente toutes les apparences d'une bonne constitution. Du reste, il affirme qu'en dehors de l'affection qui l'amène à l'hôpital, il a toujours joui d'une excellente santé.

Gonflement de l'extrémité inférieure du tibia droit, remontant à quatre travers de doigt au-dessus du sommet de la malléole interne. Ce gonflement est uniforme, régulier et occupe toute la circonférence de l'os. Les téguments sont intacts dans toute l'étendue de la tuméfaction ; mais la palpation permet de constater quelques inégalités ou rugosités à la surface du périoste, qui paraît être considérablement épaissi. La palpation révèle, en outre, une légère augmentation de la température locale, au niveau du point tuméfié, par rapport aux parties saines voisines. Pas de sensibilité à la pression, si ce n'est au niveau des parties antérieure et interne, en un point circonscrit siégeant à deux travers de doigt au-dessus du sommet de la malléole interne. L'articulation tibio-tarsienne est absolument libre dans ses mouvements.

Le malade se plaint de douleurs spontanées, vives, lancinantes, circonscrites au niveau de la tuméfaction, mais, irradiant parfois du côté de la jambe ou du talon et des orteils. Elles persistent souvent toute la nuit et sont assez vives pour empêcher le malade de dormir. Un exercice modéré a peu d'influence sur l'apparition de ces douleurs, mais elles se montrent, par contre, vives quand le malade marche pendant quelque temps; dans d'autres circonstances, il a cru remarquer qu'en persévérant dans la marche, les douleurs se calmaient.

28 *février*. — Le malade étant sous l'influence du chloroforme, on applique la bande d'Esmarch et pratique une incision cruciale des téguments, au niveau du point le plus douloureux. L'os est mis à nu; les téguments, y compris la périoste, sont disséqués et les quatre lambeaux renversés de chaque côté. Le périoste est triplé et même quadruplé d'épaisseur. L'os sous-jacent paraît rugueux et légèrement raréfié à sa surface.

M. Duplay applique successivement trois petites couronnes de trépan, à environ deux centimètres au-dessus de la surface articulaire. Ces perforations ne permettent d'apercevoir ni pus, ni fongosités dans l'épaisseur du tissu osseux. Il réunit ces trois ouvertures, au moyen de la gouge à main, régularise la cavité qui en résulte, et deux points de suture sont placés dans les parties molles, pour rétrécir la plaie des téguments. Une boulette de charpie trempée dans l'eau phéniquée, et introduite dans la cavité osseuse, puis recouvert d'un pansement à plat, constitue tout le traitement consécutif.

29 *février*. — Le malade n'a pas souffert depuis l'opération.

1er *mars*. — Légères douleurs dans la nuit, au niveau de la plaie; un peu de gonflement des parties molles. Cataplasmes.

3 *mars*. — Le malade ne souffre plus; la plaie a bonne apparence.

16 *mai*. — La plaie est entièrement cicatrisée. Le malade se lève et marche toute la journée depuis plusieurs jours sans éprouver de douleurs. Il part en convalescence à l'asile de Vincennes complètement guéri, six semaines après l'opération.

Observation II.

Ostéite douloureuse chronique de l'extrémité inférieure du tibia, datant de trois ou quatre ans. — Petite cavité intra-osseuse à contenu fongueux. — Trépanation. — Lymphangite. — Guérison.

Ouvré, Marie, âgée de quinze ans, couturière, entrée le 10 décembre 1875, à l'hôpital Saint-Louis, dans le service de M. Duplay, salle Sainte-Marthe, lit nº 63 bis.

Antécédents scrofuleux évidents : la jeune malade a eu dans son enfance des adénites cervicales non suppurées et des ophthalmies ; elle était sujette à des rhumes fréquents et présente encore aujourd'hui de l'impetigo sur la lèvre supérieure et des cicatrices d'origine strumeuse autour du nez. Les principaux os du squelette portent, en outre, à des degrés divers, les déformations particulières au rachitisme.

Il y a trois ou quatre ans, pour la première fois, la malade a commencé à ressentir, sans cause appréciable, des douleurs vives dans la jambe droite. Ces douleurs ont bientôt été suivies d'une augmentation graduelle de volume du tibia. La tuméfaction occupait le tiers inférieur de cet os et descendait jusqu'au niveau de l'articulation tibio-tarsienne. La jeune malade ne s'est jamais aperçue qu'il existât de la rougeur à la peau.

Depuis cette époque, les souffrances ont été à peu près continuelles ; à peine eut-elle de temps en temps une rémission de deux ou trois jours. Généralement peu vives le matin, les douleurs augmentent dans la journée, pour devenir, le soir et surtout la nuit, intolérables. Elles sont assez vives par fois, dit-elle, pour lui arracher des cris ; elle les compare à des coups de marteau.

11 *décembre.* — M. Duplay constate, dès le lendemain de l'entrée de cette jeune fille à l'hôpital, que le tibia droit, outre une courbure antérieure d'origine rachitique, présente une tuméfaction considérable de tout son tiers inférieur. Ce gonflement qui descend jusqu'au niveau de l'articulation tibio-tarsienne, occupe aussi bien la face externe que la face interne de l'os, car l'espace inter-osseux est complètement comblé par la tuméfaction de l'os et, le péroné dévié en dehors et en arrière. Le tibia droit, comparé au tibia gauche, présente un allongement de deux centimètres.

La peau est restée saine dans toute l'étendue du gonflement; sa coloration est tout-à-fait normale, sauf cependant en un point voisin du bord postérieur du tibia, à trois travers de doigt au dessus du sommet de la malléole interne, où l'on constate l'existence d'une petite tache brunâtre bien limitée et comme ecchymotique. La peau a conservé sa mobilité normale. Quant au tissu cellulaire sous-cutané, il est légèrement induré et parait faire corps avec le périoste sous-jacent, qui présente lui-même une surface rugueuse et un peu irrégulière.

La palpation révèle une très-légère élévation de la température dans la région qui est le siége du gonflement. La pression est douloureuse dans toute la portion de l'os augmentée de volume, mais cette sensibilité est surtout vive au niveau de la tache brunâtre que nous avons signalée, il y a un instant. Intégrité absolue des mouvements de l'articulation tibio-tarsienne.

L'examen de la poitrine révèle les phénomènes suivants : légère diminution de la sonorité à la percussion dans les deux sommets. L'auscultation fait entendre quelques craquements secs à droite et en arrière et de l'expiration prolongée sous la clavicule du même côté. La malade encore impubère est maigre et fort peu développée pour son âge.

21 *décembre*. Anesthésie, application de la bande d'Esmarch. Incision cruciale des téguments, dont le centre porte à quatre travers de doigt au-dessus du sommet de la malléole interne. On divise des tissus considérablement épaissis, indurés et criant sous le bistouri. Le périoste dont l'épaisseur est considérable se détache assez facilement de l'os sous-jacent. On applique une première couronne de trépan, qui, après avoir parcouru un trajet de deux centimètres et demi, creusé dans du tissu osseux condensé, arrive dans une portion de l'os où la substance osseuse est très-raréfiée, est parsemée de vacuoles très-petites qui semblent remplies de fongosités. Une seconde couronne de trépan est appliquée un centimètre plus bas. L'on constate à la périphérie, le même état de l'os, mais à environ deux centimètres de profondeur, la couronne de trépan pénètre dans une petite cavité anfractueuse, sans limites bien précises et remplie d'un tissu d'apparence fongueuse. Pour terminer l'opération, on réunit avec la gouge les deux ouvertures, en taillant dans une substance osseuse ramollie. Pansement à plat.

22 *décembre*. La malade a un peu souffert la nuit dernière, T. 37° 2.

23 *décembre*. Les douleurs ont presque disparu.

14 *février* 1876. Toute la jambe jusqu'au-dessus du genou

est le siége d'une rougeur intense au niveau de laquelle la pression détermine une douleur assez vive. La suppuration de la plaie consécutive à l'opération a augmenté. Sensation douloureuse au niveau des ganglions de l'aine du même côté.

18 *février*. Persistance d'un gonflement œdémateux avec rougeur au niveau du pied. La pression de la malléole interne fait sourdre du pus par la plaie.

15 *mars*. La malade ne souffre plus ; la plaie est entièrement cicatrisée. Exeat.

Observation III.

(Communiquée par notre excellent collègue et ami Ferd. Dreyfous, interne des hôpitaux.)

Ostéite chronique de l'extrémité supérieure du tibia, datant de deux ans.— Abcès intra-osseux.— Trépanation suivie d'évidement. — Guérison.

Rumbert Joséphine, âgée de vingt-quatre ans, couturière, entrée le 27 avril 1873, à l'hôpital de la Pitié, dans le service de M. Labbé, salle Saint-Jean, lit n° 22. Pas d'antécédents tuberculeux, ni scrofuleux; la malade a toujours joui d'une bonne santé. Réglée à l'âge de douze ans et demi, la menstruation a toujours été régulière.

C'est au mois de juin 1871 que, sans cause appréciable et durant la nuit, cette jeune femme ressentit pour la première fois, une douleur dans l'extrémité supérieure de la jambe gauche. Cette douleur d'abord sourde, augmenta peu à peu dans la suite et devint bientôt assez vive, pour que le simple contact et le frottement des draps pendant la nuit empêchât parfois la malade de dormir.

Les douleurs étaient à peu près nulles pendant la journée; elle pouvait même marcher et faire les courses assez longues qu'exigeait son état, sans ressentir de douleurs. Mais, le soir les souffrances se montraient d'autant plus vives qu'elle s'était plus fatiguée dans la journée. Les douleurs, toujours localisées au même point de l'os, s'accompagnèrent bientôt d'une légère tuméfaction.

Elle fut d'abord traitée par des cataplasmes ; plus tard, on lui prescrivit un emplâtre de Vigo. Ces moyens ne donnèrent aucun résultat. En décembre 1872, un chirurgien lui proposa une opération qui fut refusée. Un autre médecin le traita par des vésicatoires, des cataplasmes et des pommades de toutes sortes. Voyant l'insuffisance de tous ces moyens, il se décida à pratiquer quelques cautérisations superficielles au fer rouge, au niveau de la tuméfaction et incisa même, plus tard encore, les téguments jusqu'à l'os. C'est lassé de voir l'inefficacité de ces moyens divers, qu'il prit le parti d'adresser la malade à M. Labbé.

28 *avril* 1873. M. Labbé constate que l'extrémité supérieure du tibia, un peu au-dessous de la tubérosité antérieure, est le siége d'uue tuméfaction osseuse et, qu'à ce même niveau, les téguments un peu empâtés, présentent une coloration rosée. Le gonflement de l'os mesure cinq centimètres de longueur et deux centimètres et demi de largeur.

Douleur très-vive à la pression au niveau de la région affectée. La malade compare cette douleur à celle qui résulte de la pression d'un abcès dont on cherche à faire sortir le pus. Elle est si vive, dit encore la malade, que toutes les fois qu'on touche la région tuméfiée, elle est près de se trouver mal.

La malade marche sans fléchir le genou, et lorsqu'elle est au lit, dans le decubitus dorsal, elle ne peut fléchir ou étendre la jambe sans ressentir des douleurs. Outre les douleurs à la pression et dans les mouvements, la malade ressent fréquemment des douleurs vives qui se montrent spontanément sous forme d'élancements. Ces douleurs sont plus marquées dans les temps humides et présentent une intensité beaucoup plus grande la nuit que le jour.

5 *juin.* — En face de l'inefficacité des divers moyens qui avaient été employés, à diverses reprises, pour calmer ces douleurs (cataplasmes, emplâtres, vésicatoires, cautérisation au fer rouge, incision du périoste), M. Labbé se décide à pratiquer la trépanation de l'os. Une incision de cinq centimètres de long est pratiquée au niveau de la tuméfaction et l'os est mis à nu. Une couronne de trépan est appliquée au niveau du point maximum des douleurs. On enlève une lamelle osseuse d'environ quatre millimètres d'épaisseur et on tombe rapidement dans une petite cavité d'où s'échappent quelques gouttes de pus mélangées à du sang.

La cavité siége en grande partie au milieu d'un tissu osseux atteint d'ostéite raréfiante; la lamelle osseuse enlevée par le trépan est constituée par du tissu compacte à sa périphérie; seule, sa face interne, celle qui regardait la cavité, est poreuse. La cavité est élargie et les surfaces osseuses régularisées au moyen de la gouge et du maillet. Pansement simple.

6 *juin.* — Les douleurs ont complétement disparu; la malade a bien dormi la nuit dernière.

29 *juin.* — La malade n'a pas souffert depuis l'opération ; elle se lève et demande à partir, quoique la plaie ne soit pas encore entièrement cicatrisée.

Observation IV.

Ostéite chronique de l'extrêmité supérieure du tibia, datant de quatorze ans. — Abcès intra-osseux. — Evidement. — Guérison.

Georges François, âgé de vingt-six ans, fabricant de robinets, entré le 17 octobre 1876 à l'hôpital Saint-Louis, dans le service de M. Duplay, salle Saint-Augustin, lit n° 39. Le malade n'accuse aucun antécédent vénérien ou scrofuleux ; on n'en rencontre d'ailleurs aucune trace.

Il y a quatorze ans, c'est-à-dire à l'âge de douze ans, il vit se développer, sans cause appréciable, un abcès au niveau de la face interne du tibia droit, à quatre centimètres au-dessous de la surface articulaire du genou. Cet abcès est resté fistuleux pendant une année environ, mais n'a donné issue à aucune parcelle osseuse.

Il y a sept ans, au moment de la guerre, il vit survenir, un peu au-dessous du point primitivement malade, une nouvelle tuméfaction de l'os, qui, à deux reprises différentes, s'accompagna de douleurs telles, qu'il fut obligé de suspendre son travail, la première fois pendant un mois, la seconde pendant six semaines.

Enfin, il y a environ six mois, un abcès s'est formé au niveau de l'extrêmité supérieure du tibia. Depuis cette époque, cet abcès s'est ouvert et s'est fermé à plusieurs reprises, mais n'a été suivi à aucun moment de l'expulsion d'esquilles osseuses.

18 *octobre.* — M. Duplay constate le lendemain de l'entrée du malade, un gonflement très-notable de l'extrêmité supérieure du tibia, sur une longueur de dix centimètres. Cette tuméfaction occupe surtout la face interne du tibia qui, au lieu de présenter la concavité habituelle qu'elle affecte à ce niveau, est convexe et élargie.

Les téguments sont sains et mobiles sur les parties sous-jacentes, sauf en un point circonscrit de la face interne du tibia, où l'on trouve les traces de l'ouverture du premier abcès. En ce point, la peau est adhérente aux parties sous-jacentes, mais il n'existe aucune dépression, comme cela arrive lorsque l'os a été atteint de nécrose.

Douleur vive à la pression au niveau du point qui a été le siége de cet abcès. Douleurs intenses et spontanées dans toute l'étendue de la région tuméfiée. Elles sont surtout vives la nuit et privent le malade de sommeil. Durant le jour, elles sont réveillées par la marche et la station debout. Elles sont lancinantes et, du point malade, elles irradient dans toute la longueur de la jambe.

2 *novembre.* — Le repos et les antiphlogistiques étant restés sans effet, M. Duplay diagnostique un abcès intra-osseux et se décide à pratiquer la trépanation de l'os.

Après anesthésie, incision cruciale des téguments au niveau du point le plus saillant de la tuméfaction. Le périoste se détache facilement; les quatre lambeaux sont rejetés sur les côtés; c'est alors qu'on découvre, à la surface de l'os mis à nu, un pertuis rempli de tissu fongueux, mais si étroit qu'il ne peut admettre l'extrémité d'un stylet. Ce trajet fistuleux ouvert sous le périoste, est un indice d'une tendance de l'abcès à s'ouvrir à l'extérieur. M. Duplay, en le suivant dans l'épaisseur de l'os, au moyen de la gouge et du maillet, s'en sert comme guide pour pénétrer jusqu'à la cavité purulente osseuse. La fistule conserve les mêmes dimensions dans toute son étendue; elle s'enfonce à trois centimètres de profondeur et s'abouche avec une cavité du volume d'une noisette.

Au moment où l'on ouvre l'abcès, il s'en échappe environ quinze gouttes de pus épais, jaunâtre, franchement phlegmoneux. La cavité largement mise à découvert ne renferme aucun séquestre si petit qu'il soit.

3 *Novembre.* — Le malade a un peu souffert au niveau de la plaie; mais les douleurs vives, lancinantes qu'il éprouvait auparavant, ont complétement disparu.

20 *Décembre.* — Le malade sort complétement guéri, environ sept semaines après l'opération.

Observation V.

Ostéite chronique de l'extrêmité inférieure du tibia, datant de trois ans. — Abcès intra-osseux. — Trépanation. — Guérison.

Trousset Jean, âgé de vingt-trois ans, garçon de magasin, entre le 7 novembre 1877 à l'hôpital Saint-Louis, dans le service de M. Duplay, salle Saint-Augustin, lit n° 58.

Il y a trois ans, il vit apparaître, sans cause appréciable, au niveau de la crête du tibia gauche, et à l'union environ du quart inférieur de cet os avec ses trois quarts supérieurs, une tuméfaction de la grosseur d'une noisette, douloureuse à la pression et qui le gênait dans la marche. Elle envahit peu à peu la face interne du tibia, en prenant la forme d'une tuméfaction diffuse.

Inquiet de la persistance de cet état, il se décida, au bout d'un mois, à entrer à l'hôpital de Reims. Il y fut soigné par le repos et des frictions résolutives avec l'onguent napolitain. Sous l'influence de ce traitement, la tuméfaction diminua, les douleurs disparurent, et, au bout de trois mois de séjour à l'hôpital, il put sortir et reprendre ses occupations de garçon de magasin. Mais, sous l'influence de la marche, de la fatigue, les douleurs ayant bientôt reparu, il se confia à un charlatan, qui lui conseilla des frictions avec une pommade.

Bientôt apparut sur le point le plus saillant de la tuméfaction un abcès qui s'ouvrit spontanément, donna issue à du pus, et dont l'ouverture resta fistuleuse. Cela se passait environ huit ou dix mois après la sortie du malade de l'hôpital de Reims, c'est-à-dire environ quatorze mois après le début de la maladie. Par cette fistule, il ne vit à aucun moment d'esquille ou de fragment osseux, si petit qu'il fût, se faire jour à l'extérieur.

Le trajet fistuleux et les douleurs persistant, le jeune malade se décida au bout de quelque temps à rentrer à l'Hôtel-Dieu de Reims, et, au bout de trois mois de séjour dans cet hôpital, la fistule était, dit-il, complétement fermée. Il en sortit, il y a environ un an; mais, depuis cette époque, les mêmes phénomènes douloureux ont reparu à différentes reprises, et le malade a passé par diverses alternatives de mieux et de plus mal, les douleurs reparaissant quand il reprenait ses occupations, et disparaissant, quand, au contraire, il cessait de travailler et prenait du repos. C'est pour qu'on mette fin à ses souffrances qu'il entre à l'hôpital Saint-Louis.

8 *Novembre.* — Le lendemain de son entrée, nous constatons que le tibia gauche est le siége d'une tuméfaction très-manifeste dans la portion diaphysaire de l'extrémité inférieure de cet os, l'épiphyse inférieure ayant conservé sa conformation normale. Le gonflement ne commence qu'à quatre travers de doigt au-dessus des malléoles et remonte jusqu'à la partie moyenne de l'os, dans une étendue d'environ douze centimètres. La tuméfaction se confond insensiblement en haut et en bas avec les parties voisines, d'où il résulte que la face interne du tibia paraît bombée et sa crête fortement allongée et déformée. La face interne de l'os, dans le point le plus sail-

lant de la tuméfaction, mesure sept centimètres de largeur, tandis que le tibia sain, mesuré au même niveau, n'en présente que quatre.

Du reste, la tuméfaction n'est pas limitée à la face interne de l'os, car, si l'on cherche à explorer par la palpation la face externe, on trouve les muscles de la région antérieure de la jambe soulevés à son niveau par une voussure profonde. L'augmentation de volume porte donc sur toute l'épaisseur de l'os et non point seulement sur un point limité de sa surface.

La peau est restée à peu près saine dans toute l'étendue de la tuméfaction : elle n'est le siége d'aucune rougeur et a conservé sa mobilité sur les parties sous-jacentes, si ce n'est cependant au niveau du point qui avait été le siége d'un abcès et d'une ouverture fistuleuse dans le courant de l'année précédente. Mais cette adhérence n'est que superficielle, et ne se signale à l'extérieur par aucune dépression, aucun enfoncement de la peau, comme cela arrive lorsque l'os sous-jacent a été atteint de nécrose. Quant au tissu cellulaire sous-cutané, il paraît épaissi dans toute l'étendue du gonflement. La palpation révèle, en outre, une différence notable de température entre le siége de la tuméfaction et les parties saines voisines.

Les douleurs spontanées sont à peu près nulles pendant le repos : c'est à peine si le malade accuse avoir éprouvé parfois quelques élancements douloureux au niveau de la partie malade, avec quelques irradiations du côté du genou. Lorsqu'il souffre, il ne ressent le plus souvent qu'un vague sentiment de malaise dans toute l'étendue de la jambe.

Par contre, les douleurs provoquées sont assez vives, et la pression au niveau de la partie tuméfiée force le malade à retirer brusquement la jambe. Cette sensibilité présente son maximum d'intensité au niveau de la partie la plus saillante de la tuméfaction, ou encore, en un point voisin de la partie inférieure de la tumeur, où une palpation minutieuse permet de reconnaître une petite saillie osseuse en forme d'aiguille qui soulève les téguments. Cette sensibilité à la pression ne s'accompagne d'aucun phénomène d'irradiation dans les parties voisines ; la douleur reste limitée au point comprimé.

Au point de vue de son état général, le malade, s'il n'est pas vigoureux, présente du moins toutes les apparences d'une bonne constitution. Du reste, il affirme qu'en dehors de l'affection qui l'amène à l'hôpital, il a toujours joui d'une excellente santé. On ne trouve dans ses antécédents aucune trace de scrofule, de syphilis ou de rhumatisme.

29 *Novembre*. — Le traitement par les résolutifs et l'iodure de potassium étant restés sans effet, M. Duplay se dispose à

pratiquer la trépanation du tibia au niveau du point malade.

Après anesthésie et application de l'appareil d'Esmarch, il incise crucialement les téguments au niveau du point le plus saillant de la tuméfaction ; il détache le périoste avec le grattoir, puis il applique une couronne de trépan.

La lame superficielle de l'os est réduite à quelques millimètres d'épaisseur; aussi, pénètre-t-on rapidement au sein d'une cavité intra-osseuse du volume d'une petite noisette, limitant un espace vide dont les parois sont couvertes de fongosités; celles-ci sont tapissées d'une légère couche de pus crémeux, épais et blanchâtre.

De cette cavité part un petit canal dirigé de haut en bas et qui aboutit à la surface de l'os, précisément dans le point correspondant à la cicatrice cutanée de l'ancien abcès. Son orifice était recouvert par le périoste épaissi et non perforé à son niveau. Ce trajet ou plutôt ce prolongement fistuleux, trop étroit pour admettre l'extrémité d'une sonde cannelée ou même d'un stylet, est, comme la cavité intra-osseuse d'où il provient, tapissé de fongosités.

Après avoir évidé toutes ces parties avec la gouge à main, et régularisé les surfaces osseuses avec le ciseau et le maillet, on introduit dans la cavité une boulette de charpie trempée dans l'eau phéniquée, et on rétrécit la plaie des téguments par deux points de suture; on recouvre le tout d'un pansement à plat.

30 *novembre.* — Le malade a souffert une partie de la journée d'hier au niveau de la plaie, mais il a bien dormi la nuit.

2 *décembre.* — Les douleurs ont complétement disparu, la plaie a bonne apparence.

3 *janvier* 1878. — Le malade se lève et marche toute la journée, depuis plusieurs jours sans éprouver la moindre douleur. La plaie est entièrement cicatrisée. Il part en convalescence à Vincennes, complétement guéri, un mois après l'opération.

Observation VI.

Ostéite chronique de l'extrémité supérieure du tibia, datant de dix ans. — Deux abcès intra-osseux ouverts spontanément à l'extérieur. — Évidement. — Guérison.

Coutant François, âgé de vingt-six ans, charpentier, entré le 2 octobre 1877 à l'hôpital Saint-Louis, dans le service de

M. le docteur Duplay, salle Saint-Augustin, lit nº 42. Pas d'antécédents syphilitiques ou scrofuleux.

Le malade, il y a dix ans, commença à ressentir, sans cause appréciable, des douleurs dans la jambe et le genou droits. Il fut obligé de garder le lit pendant six mois. La jambe enfla et il vit apparaître successivement trois abcès au niveau du tibia. Ils s'ouvrirent, le premier au niveau de la face interne du tibia, immédiatement au-dessous de la rotule, le second, un peu plus bas, le troisième, à la partie moyenne de la crête du tibia. Après l'ouverture successive de ces abcès, le malade put se lever, mais, ils restèrent fistuleux et ils continuèrent à donner issue à du pus pendant fort longtemps. La cicatrisation se fit attendre près de deux ans et ne se montra qu'à la suite de l'expulsion de quelques esquilles osseuses.

Il y a deux ans, encore sans cause connue, il recommença à souffrir et fut de nouveau obligé de garder le lit pendant six mois. La jambe enfla et, bientôt après, un abcès s'ouvrit au niveau de la crête du tibia. Cet abcès ne donna issue à aucun séquestre. Il se croyait guéri, lorsque, ces jours derniers, il ressentit de nouveau des douleurs au niveau de l'extrémité supérieure du tibia; ce sont ces accidents qui le décident à entrer à l'hôpital.

3 octobre. — M. Duplay constate que l'extrémité supérieure du tibia est le siége d'un gonflement considérable, donnant à cette extrémité un volume double de celui que présente le tibia gauche au même niveau. La tuméfaction se confond insensiblement, en haut et en bas, avec les parties voisines; la face interne de l'os paraît fortement bombée au lieu de présenter la concavité qui lui est habituelle.

La mensuration des deux tibias fait constater un allongement de deux centimètres du côté de l'os malade. Cette augmentation de longueur de la jambe droite, très-appréciable à la vue, a été notée par le malade lui-même.

Le malade éprouve au niveau de la tuméfaction des douleurs lancinantes, surtout vives la nuit. Chaleur et rougeur de la peau, dans toute l'étendue du gonflement. Pression douloureuse en un point limité. Fistule cutanée au niveau de la face interne du tibia. L'articulation du genou est complétement libre dans ses mouvements. Un peu de rotation de la jambe en dehors et léger valgus. On prescrit comme traitement: onctions avec onguent mercuriel belladoné et cataplasmes.

7 octobre. — Ouverture d'un petit abcès au niveau de la crête du tibia, dans le point qui était, il y a quelques jours le siége d'une douleur circonscrite. L'orifice de cet abcès permet l'introduction d'un stylet qui pénètre à trois centimètres de profondeur et arrive dans l'intérieur d'une cavité intra-osseuse à parois très-dures. On ne sent aucun séquestre mobile.

25 *octobre.* — Anesthésie; application de la bande d'Esmarch. Incision longitudinale des téguments passant par les orifices de la fistule ancienne et de la fistule récente. Une section transversale de la peau donne une forme cruciale à l'incision.

Le périoste est légèrement adhérent à la surface de l'os ; on le détache avec le grattoir et le rejette sur les côtés avec les quatre lambeaux tégumentaires. La surface de l'os est un peu injectée et l'on constate dans les points qui correspondaient aux deux fistules cutanées deux trajets fistuleux conduisant dans l'épaisseur de l'os et se terminant chacun, à environ un centimètre de profondeur, dans une cavité à parois très-résistantes. Les portions d'os, comprises entre les deux fistules, sont enlevées au moyen de la gouge et du maillet, et deux cavités sont mises à découvert. L'une, la plus supérieure et la plus interne, n'a qu'un demi-centimètre de diamètre ; elle est, comme la fistule qui y conduisait, remplie par un tissu d'apparence fongueuse. De cette même cavité, part un autre canal, mais qui se termine en cul-de-sac dans l'épaisseur de l'os. La cavité ne contient aucun séquestre ; ses parois, comme celles des trajets fistuleux qui en partent, sont très-dures et comme éburnées. La cavité répondant à la fistule inférieure est voisine de la crête du tibia et présente un diamètre de quatre centimètres : elle est donc beaucoup plus considérable que la précédente. Le trajet fistuleux qui en part, est dirigé de haut en bas et de dehors en dedans. Cette cavité est également tapissée par des fongosités et ne renferme aucune portion d'os nécrosée. Les parois osseuses sont très-dures, éburnées.

Tout le tissu intermédiaire aux deux cavités est enlevé au moyen de la gouge et du maillet et les surfaces régularisées. Comme pansement, on introduit dans la perte de substance, quelques boulettes de charpie trempées dans l'eau phéniquée et on recouvre le tout d'un pansement à plat.

25 *octobre, soir.* — T. 38° 4.

26 *octobre.* — Douleurs assez vives pendant la nuit. Ces douleurs s'étendaient de la plaie au pied et à la cuisse.

Matin T. 38° 2.

Soir. — T. 38° 5.

27 *octobre.* — T. 37° 8. Les douleurs ont complétement disparu.

15 *novembre.* — La plaie osseuse bourgeonne ; le malade ne souffre pas du tout.

29 *janvier.* — La plaie est entièrement cicatrisée. Le malade se lève et marche toute la journée sans éprouver la moindre

douleur; il sort complétement guéri trois mois après l'opération.

Il est à remarquer que si la cicatrisation pour être complète a demandé, dans ce cas, plus de temps que dans les observations précédentes, c'est que la plaie osseuse consécutive à l'évidement, était aussi beaucoup plus considérable.

Observation VII.

Ostéite chronique de la seconde phalange de l'index, datant d'un an. — Abcès intra-osseux ouvert à l'extérieur. — Désarticulation. — Guérison.

Berthet, âgé de dix-huit ans, domestique, entré le 19 mars 1878 à l'hôpital Saint-Louis, dans le service de M. le docteur Duplay, salle Saint-Augustin, lit nº 42. Pas d'antécédents scrofuleux, pas de maladies antérieures.

Il y a treize mois, sans cause connue, sans traumatisme violent ou professionnel, le malade vit la seconde phalange de son annulaire gauche augmenter progressivement de volume au niveau de son extrémité supérieure, sans s'accompagner de rougeur à la peau.

Cette tuméfaction était douloureuse, surtout la nuit. Elle augmenta pendant cinq mois et envahit peu à peu, de haut en bas, la plus grande partie de l'os. Le malade alla consulter un médecin qui lui prescrivit des douches locales. Un mois plus tard, un abcès s'ouvrit au niveau de la face postérieure de la phalange, en un point plus rapproché de son extrémité supérieure que de son extrémité inférieure. Une cautérisation du trajet fistuleux étant restée sans résultat au point de vue de la guérison, le malade entra à l'hôpital.

20 *mars*. — Le lendemain de son entrée, M. Duplay constate que le gonflement affecte toute l'étendue de la seconde phalange de l'index, et que cet os est au moins d'un tiers plus volumineux que son congénère de l'autre main.

Les articulations des extrémités supérieure et inférieure de la phalange, mais surtout l'inférieure, présentent une laxité tout à fait anormale. On imprime facilement des mouvements de latéralité à la phalangette et l'on perçoit dans cette manœuvre des frottements articulaires. A un centimètre au-dessous de l'articulation phalango-phalanginienne, existe sur la face dorsale du doigt, un orifice fistuleux permettant l'introduction d'un stylet et conduisant dans l'intérieur d'une excavation creusée dans l'os et limitée par des parois résistantes. On ne sent aucun séquestre.

Les tendons fléchisseurs fonctionnent très-bien ; seule l'extension paraît un peu gênée. Les douleurs sont peu prononcées, mais suffisantes pour empêcher le malade de se livrer à ses occupations. Sa santé générale est excellente.

20 *mars*. — Chloroforme. Désarticulation du doigt au niveau de l'articulation phalango-phalanginienne.

Pansement avec des bandelettes de diachylon et de la tarlatane phéniquée.

18 *avril*. — Le malade sort à peu près guéri ; la plaie est presque complétement cicatrisée.

I. — Ostéite douloureuse chronique.

N°	AUTEURS.	INDICAT. BIBLIOGR.	SEXE.	AGE.	DÉBUT.	SIÈGE.	TRAITEMENT.	RÉSULTAT.
1	Brodie.	Illustrative lectures, obs. X, London, 1846.	M.			Partie moyenne de l'humérus.	Trépanation.	Guérison complète et rapide.
2	Stanley.	Half Yearly Abstracts of the Med. sc., vol. XI, p. 100, 1850.	M.	25 ans	5 ans	Corps du tibia.	Incision du périoste.	Disparition immédiate et permanente des douleurs.
3	Michon.	Bull. de la Soc. de Chir., 1859, T. X, p. 197.				Extrémité sup. du tibia.	Trépanation.	Guérison pendant sept mois ; puis les douleurs ont reparu.
4	Maunder.	The Lancet, 1870, vol. I, p. 192.	F.	40	1 an	Col chirurgical de l'humérus.	Trépanation.	Guérison.
5	J. Erichsen.	British medic. Journ. 11 fév. 1871, p. 145.	M.	10	16 m.	Extrémité sup. du tibia.	Incision de l'os avec scie de Hey.	Guérison avec persistance du gonflement.
6	Gosselin.	Courrier méd., 1875, p. 11.	F.			Ext. sup. du tibia.	Bandage ouaté.	Soulagement.
7	Gosselin.	Comptes-rendus de l'Ac. de Méd., 5 oct. 1875, obs. II.	M.	39		Tiers inf. du tibia.	Trépanat. et évidement.	Pas de soulagement ; six mois après, augmentation des douleurs.
8	Gosselin.	Bull. de l'Acad. de Méd., 5 oct. 1875, obs. III.	F.	15	8 ans	Extrém. inf. du tibia.	Trépanat. et évidement.	Guérison lente, complète.
9	Ollier.	Perret ; thèse de Paris, 1876, obs. I, p. 40.	M.		2 ans	Tiers moyen de l'humérus.	Trépanat. et évidement.	Disparition presque compl. des doul. ; augm. du volume de l'os.

Ostéite douloureuse chronique. *(Suite.)*

N°	AUTEURS.	INDICAT. BIBLIOGR.	SEXE.	AGE.	DÉBUT.	SIÈGE.	TRAITEMENT.	RÉSULTAT.
10	Ollier.	Perret; thèse de Paris, 1876, obs. V, p. 47.	M.	37	27 m.	Quart inférieur du fémur.	Trépanation; plus tard, amputation.	Mort par pyohémie.
11	Ollier.	Perret; thèse de Paris, 1876, obs. VI, p. 46.	M.	26	9 ans	Extrém. inférieure du tibia.	Trépanation.	Guérison rapide et complète.
12	Ollier.	Perret; thèse de Paris, 1876, obs. VII, p. 50.	M.	35	21? ans	Union du tiers sup. avec le tiers moy. du tibia.	Trépanation.	Guérison rapide et complète.
13	Mollière.	Perret; thèse de Paris, 1876, obs. VIII, p. 51.	M.	26	16 ans	Partie moyenne du tibia.	Trépanation.	Guérison complète.
14	Ollier.	Perret; thèse de Paris, 1876, obs. X, p. 53.	F.	18	5 m.	Tiers inférieur du tibia.	Trépanation.	Soulagement marqué; deux mois après, mort par pyohémie.
15	Pingaud.	Journ. de Méd. de Bruxelles, 1876, T. 62, p. 59.	M.	24	18 m.	Frontal.	Trépanation.	Disparition des doul. et des accès épileptiformes.
16	Tyrrell.	British Med. Journ., 3 fév. 1877, p. 145.	M.	10	16 m.			
17	Duplay S.	Voir notre obs. I, p. 121.	M.	16	9 m.	Extr. inf. du tibia.	Trépanation.	Guérison.
18	Duplay S.	Voir notre obs. II, p. 123.	F.	15	4 ans	Extrém. inf. du tibia.	Trépanation.	Guérison.

II. — Abcès douloureux des os.

N°	AUTEURS.	INDICAT. BIBLIOGR.	SEXE.	AGE.	DÉBUT.	SIÉGE.	TRAITEMENT.	RÉSULTAT.
19	Benj. Travers.	On constitutionnal irritation vol. I, p. 104. London, 1827.				Tibia.	Amputation.	Mort.
20	Mac-Farlane.	Gaz. méd. de Paris, T. v, 1837.	M.	11	5 ans	Trois pouces au-dessous du genou.	Trépanation.	Guérison lente, mais complète.
21	A. Bérard.	Pièce du musée Dupuytren, n° 292, b.				Tiers sup. du tibia.		
22	R. Liston.	The Lancet, 1837-1838, vol. I, p. 469.	M.	22	15 ans	Corps du tibia.	Trépanation.	Soulagement immédiat ; Guérison complète.
23	Blandin.	Pièce du musée Dupuytren, n° 292, c.	M.			Extr. sup. du tibia.		
24	Voillemier.	Bull. de la Soc. Anatom., fév. 1841, T. xv, p. 390.	F.		10 ans	Extr. sup. du tibia.	Amputation.	
25	Moulaud.	J. des Conn. méd.-chirurg., fév. 1844.	M.	12		Tiers inf. du tibia.	Trépanation.	Guérison très-lente.
26	Benj. Brodie.	Illustr. lectures, 1846, obs. I, p. 396.	M.	24	12 ans	Extr. inf. du tibia.	Amputation.	
27	Benj. Brodie.	Id., obs. II, p. 397.	M.	23		Extr. sup. du tibia.	Trépanation.	Guérison complète.
28	Benj. Brodie.	Id., ob. III, p. 499.	M.	34	18 ans	Extr. inf. du tibia.	Trépanation.	Guérison complète.
29	Benj. Brodie.	Id., obs. IV, p. 400.	M.			Extr. inf. du tibia.	Trépanation.	Guérison complète.
30	Benj. Brodie.	Id., obs. V, p. 400.	M.	24	6 ans	Extr. sup. du tibia.	Trépanation.	Guérison complète.
31	Rob. Liston, cité par B. Brodie.	Id., p. 403.					Trépanation.	

Abcès douloureux des os. (*Suite.*)

N°	AUTEURS	INDICAT. BIBLIOGR.	SEXE.	AGE.	DÉBUT.	SIÉGE.	TRAITEMENT.	RÉSULTAT.
32	R. Liston, cité par B. Brodie.	Id., p. 403.					Trépanation.	
33	Henry Lee.	The Lancet, 1851, p. 251, et London Journ. of med., T. IV, 1852, p. 7.	M.	26	71/2 ans	Corps du tibia.	Trépanation.	Soulagement immédiat.
34	Arnott, cité par H. Lee.	London, Journ. of médic., T. IV, 1852, p. 11.				Fémur.		
35	Henry Lee.	Id., p. 11.				Maxillaire inférieur		
36	Henry Lee.	Id., p 11.				Clavicule.		
37	Henry Lee.	Id., p. 885.	F.	24	4 ans	Tubérosité externe du tibia.	Trépanation.	Soulagement immédiat; Guérison complète.
38	Henry Lee.	British medico-chirurgical, Review, janv. 1853.				Tête du tibia.	Trépanation.	Guérison.
39	Fergusson.	Medical Times, 1854, vol. I, p. 159.	M.	30	8 ans	Tiers inf. du tibia.	Evidement.	Guérison complète.
40	Paget.	Medical Times; 1854, vol. I, p. 183.	M.	12	14 m.	Extrém. inf. du tibia.	Trépanation.	Guérison complète.
41	Paget.	Id.				Corps du fémur.	Amputation.	
42	Stanley, cité par Paget.	Id.	F.	8		Grand trochanter.		Mort sans opération.
43	Simon.	Medical Times, 1854, vol. I, p. 184.	M.	24	11 ans	Tiers sup. du tibia.	Trépanation.	Guérison complète.
44	Simon.	Id.	M.	52	27 ans	Extr. inf. du tibia.	Trépanation et évidement.	Soulagement immédiat, guérison lente, complète.

Abcès douloureux des os. (*Suite.*)

N°	AUTEURS.	INDICAT. BIBLIOGR.	SEXE.	AGE.	DÉBUT.	SIÉGE.	TRAITEMENT.	RÉSULTAT.
45	R. H. Barton.	Medical Times, 1854, vol. I, p. 271.	M.	32	6 ans	Tiers sup. du tibia.	Incision de l'os.	Guérison complète.
46	Ferris Jacobs.	Boston med. and surgical Journal, 1855, T. II, p. 217.	M.	32		Tibia.	Perforation de l'os avec une vrille.	Guérison complète.
47	J. Erichsen.	The Lancet, 1856, vol. 2, p. 34.	F.		10 ans	Ext. inf. du tibia.	Trépanation et évidement.	Guérison complète.
48	Broca.	Bull. de la Soc. de chir., 1859, T. X, p. 190.	M.	30	12 ans	Tiers inférieur de l'humérus.	Perforation de l'os avec une vrille.	Guérison complète.
49	Broca.	Cyclop. of Pract. Surgery, T. III, p. 412, 1862.				Ext. sup. du tibia.		
50	Azam.	Bull. de la Soc. de Chir., 1859, T. X, p. 231.	M.	36		Quart inf. du tibia.		Guérison complète.
51	Michon.	Bull. de la Soc. de Chir., 1859, T. X, p. 197.				Tibia.	Trépanation.	Guérison complète.
52	Annandale.	Edimburgh Medical Journ., T. VI, 1860, p. 519.	M.	10	13 m.	Maxillaire inf.	Résection du maxillaire.	Guérison.
53	Verneuil.	Pièce du musée Dupuytren, n° 292. d.				Extr. sup. du tibia.		
54	Liston, cité par Annandale.	Edinburgh medical Journ., T. VI, 1860, p. 519.				Corps du tibia.		
55	Annandale.	Id.				Tibia.		
56	Annandale.	Id.				Tibia.		

Abcès douloureux des os. (*Suite.*)

N°	AUTEURS.	INDICAT. BIBLIOGR.	SEXE.	AGE.	DÉBUT.	SIÉGE.	TRAITEMENT.	RÉSULTAT.
57	Annandale.	Id.				Tête du tibia		
58	Syme, cité par Annandale.	Id.				Tête du tibia.		
59	Quain.	Th. Lancet, août 1860, vol. 2, p. 131.	M.	31	19 ans	Tête du tibia.	Trépanation.	Soulagement immédiat, guérison complète.
60	Syme.	Edimburg medical Journ., 1862, T. VII, p. 907.	M.		12 ans	Tiers sup. du tibia.	Trépanation.	Guérison complète en un mois.
61	Syme.	Id.	M.		21 ans		Trépanation.	Guérison complète.
62	Houël, cité par Broca.	Cyclop. of. Trait. Surgery, T. III, p. 412, 1862.				Maxillaire inférieur		
63	Nélaton.	Ed. Cruveilhier, thèse de Paris, 1865, p. 131.				Tibia.		
64	Nélaton.	Id.				Extr. inf. du tibia.		
65	Nélaton.	Id.				Tibia.	Trépanation.	Guérison.
66	Nélaton.	Id.				Grand trochanter.		
67	Broca.	Id.				Fémur.		
68	Jackson.	Medical Times, 1868, vol. 1, p. 271.					Trépanation.	Guérison complète.
69	Jackson.	Medical Times, 1868, vol. 1, p. 271.					Trépanation.	Guérison complète.
70	Jackson.	Id.					Trépanation.	Guérison complète.
71	Fergusson.	Medical Times, 1868, vol. 1, p. 174.	M.	20	15 ans	Tête du tibia.	Trépanation et évidement.	Mort par pyohémie.

Abcès douloureux des os. (*Suite.*)

Nos	AUTEURS.	INDICAT. BIBLIOGR.	SEXE.	AGE.	DÉBUT.	SIÈGE.	TRAITEMENT.	RÉSULTAT.
72	Péan.	Bull. de l'Acad. de Méd., 5 mai 1868 et Tribune Médicale, 1867-68, p. 405.	F.			Extr. sup. du tibia.	Trépanation.	Soulagement immédiat ; guérison des douleurs et de l'hydarthrose.
73	T. Holmes.	A System of Surgery. vol. III, p. 748, London. 1870.				Côte.		
74	T. Holmes.	Id.				Clavicule.		
75	T. Holmes.	Id.				Sternum.		
76	W. Savory.	The Lancet, 6 juin 1874, vol. 1, p. 791.	M.	21	4 ans	Tiers sup. du tibia.	Trépanation.	Disparition des douleurs au bout de deux jours.
77	W. Savory.	Id.						
78	W. Savory.	Id.				Extr. sup. du tibia.		
79	S. Duplay.	Bull. de la Soc. de Chir., 1875, p. 168.	M.	27	10 ans	Extr. inf. du tibia.	Trépanation.	Guérison rapide et complète.
80	S. Duplay.	Bull. de la Soc. de Chir., 1875, p. 168.				Ext. inf. du tibia.	Amputation.	Guérison.
81	Dubreuil.	Bull. de la Soc. de Chir., 1875, p. 168.					Trépanation.	
82	Ollier.	Perret, thèse de Paris, 1876, obs, I, p. 10.	M.	16	2 ans	Extr. sup. du tibia.	Trépanation.	Guérison rapide et complète.
83	Ollier.	Id. obs. II, p. 11.	M.	16	1 an	Extrémité inf. du radius.	Trépanation.	Soulagement immédiat, guérison complète en deux mois.
84	Ollier.	Id. obs. IV, p. 13.	M.	16	6 ans	Extr. supérieure du tibia.	Trépanation.	

Abcès douloureux des os. *(Suite.)*

N°	AUTEURS	INDICAT. BIBLIOGR.	SEXE.	AGE.	DÉBUT.	SIÈGE.	TRAITEMENT.	RÉSULTAT.
85	Ollier.	Id. obs. VI, p. 15.	M.	21	[illegible] ans	Cinquième infér. du tibia.	Trépanation.	Soulagement immédiat, guérison complète.
86	A. Desprès.	Bull. de la Soc. de Chir., 30 oct. 1877.	M.	26	9 ans	Corps du tibia.	Trépanation.	
87	Gosselin.	Nouveau dict. de méd. et de chir. prat., t. XXV, p. 345, 1878.	F.	35		Calcaneum.	Trépanation.	Guérison complète.
88	Labbé.	Voir notre obs. III, p. 125.	F.	24	2 ans	Extr. sup. du tibia.	Trépanation et évidement.	Soulagement immédiat. guérison complète.
89	S. Duplay.	Voir notre obs. IV, p. 127.	M.	26	14 ans	Extr. sup. du tibia.	Evidement.	Guérison complète.
90	S. Duplay.	Voir notre obs. V. p. 128.	M.	23	3 ans	Extr. inf. du tibia.	Trépanation et évidement.	Guérison complète.

III. — *A*. Abcès à contenu fongueux.

N°	AUTEURS.	INDICAT. BIBLIOGR.	SEXE.	AGE.	DÉBUT.	SIÉGE.	TRAITEMENT.	RÉSULTAT.
91	Dolbeau.	Bull. de la Soc. de Chir., 1864, p. 252.	M.				Trépanation.	
92	Dolbeau.	Id.					Trépanation.	
93	Richet.	Bull. de la Soc. de Chir., 1864, p. 252, et Cruveilhier, thèse de Paris, 1865, p. 120.	M.	32	24 ans	Extrémité inférieure du tibia.	Amputation.	
94	Nélaton.	Journ. des Praticiens, vol. 36, 1865, p. 17.					Trépanation.	Guérison.
95	Nélaton.	Id.					Trépanation.	Guérison.
96	Broca, cité par Nélaton.	Id.					Trépanation.	
97	Goodall.	British medical Journ., 9 janv. 1869, p. 35.	M.	30	13 ans	Tête du tibia.	Trépanation et plus tard amputation.	
98	Gosselin.	Bull. de l'Acad. de Méd., 5 oct. 1075, obs. 1.	F.	17	9 ans	Extrémité inférieure du fémur.	Trépanation.	Disparition incomplète des douleurs.
99	Gosselin.	Bull. de l'Acad. de Méd., 5 oct. 1875, obs. V.	M.	23		Extrémité inférieure du tibia.	Trépanation.	
100	Ollier.	Perret, thèse de Paris, 1876, obs. IV, p. 46.	F.	22	7 ans	Tiers supérieur du tibia.	Trépanation.	Guérison.

III. — *B.* Abcès à contenu séreux.

N°	AUTEURS.	INDICAT. BIBLIOGR.	SEXE.	AGE.	DÉBUT.	SIÉGE.	TRAITEMENT.	RÉSULTAT.
101	Benj. Brodie.	Illustrative lectures, obs. VI, p. 401, 1846.	F.		10 ans	Extrémité inférieure du tibia.	Trépanation.	Guérison complète, retour du tibia à son volume normal
102	J. Erichsen.	The Lancet, 1856, vol 2, p. 34.	M.	50	1 an.	Extrémité inférieure de l'humérus.	Trépanation.	Guérison lente, mais complète.
103	Cruveilhier, Ed.	Cruveilhier, thèse de Paris, 1865, p. 124.	M.	17	31/2 ans	Extrémité inférieure du tibia.	Trépanation.	Guérison complète en un mois.
104	Gosselin.	Bull. de l'Acad. de Méd., 5 oct. 1875, obs. IV.	F.	28	2 ans	Tiers inférieur du tibia.	Trépanation et évidement.	Soulagement après quelques semaines seulement ; guérison.
105	Ollier.	Perret, thèse de Paris, 1876, p. 18, obs. VIII.	M.	28		Tiers inférieur du tibia.	Trépanation.	Disparition immédiate des douleurs, guérison complète.

IV. — Abcès douloureux des os ouverts à l'extérieur.

Nos	AUTEURS.	INDICAT. BIBLIOGR.	SEXE.	AGE.	DÉBUT.	SIÉGE.	TRAITEMENT.	RÉSULTAT
106	Mac-Farlane.	Gazette médicale de Paris, T. V. 1837.	M.	34	5 ans	Extr. sup. du tibia.	Trépanation.	Guérison ; mais l'os reste hypertrophié.
107	Pétrequin et Socquet	Mémoire sur les maladies des os, In journ. de méd. de Bordeaux, T. XIX, p. 39, 1845.	M.	56	25 ans	Tiers inf. du fémur.	Amputation.	Mort par épuisement.
108	Kirby.	Dublin Medical Press, 3 décembre 1845, p. 357.	M.	30		Extrémité inférieure du tibia.	Amputation.	Guérison.
109	B. Brodie.	Illustr. lect., Obs. VII, p. 406.				Extr. inf. du tibia.		M. sans op., p. phth. pulm.
110	B. Brodie.	Illustr. lect., obs. VIII, p. 407.	M.	13	7	Extr. sup. du tibia.	Trépanation.	Guér. des doul. et de l'hyd.
111	Bendz.	Jahrbericht der Gesammten Medizin et journ. des Conn. méd.-chir. Juin, 1848, T. I, p. 244.	M.	24	16 ans	Extr. inf. du tibia.	Introduction d'une mèche de charpie dans le trajet.	Guérison.
112	Partridge, cité par H. Lee	The Lancet, 1851, p. 251.	M.			Extr. inf. du tibia.		
113	Syme.	Edinburgh medical journ., T. VII, 1862, p. 907.	F.	44	20 ans	Tiers sup. du tibia.	Trépanation.	Guérison, disparition du gonflement de l'os.
114	Chédevergne.	Cruveilhier, thèse de Paris, 1865, p. 134.	M	18		Tibia.	Trépanation et évidement.	Guérison en un mois.
115	Painevin.	Cruveilhier, thèse de Paris, 1865, p. 135.	M.	19	6 m.	Extr. inf. du tibia.	Trépanation et évidement.	Guérison lente.
116	Calmettes.	Bull. de la Soc. anat, 1868, p. 335.	M.	24	10 ans	Tiers inf. du tibia.		Mort par albuminurie et érysipèle gangréneux.

Abcès douloureux des os ouverts à l'extérieur. (*Suite.*)

N°	AUTEURS.	INDIC. BIBLIOGRAPHIQUES.	SEXE.	AGE.	DÉBUT.	SIÉGE	TRAITEMENT.	RÉSULTAT.
117	Sézary.	Thèse de Paris, 1870, p. 33.	M.	24	14	Tiers inf. du tibia.	Trépanation.	
118	Morrant-Baker	Transactions of the Patholog. Society of London, T. XXV, 1874, p. 211.	M.	30	15 ans	Tiers sup. du tibia.	Désarticulation du genou.	
119	Boeckel.	Mém. sur l'ostéomyélite traumatique et Gaz. hebd., 1874, p. 100.	M.	23		Corps du tibia.	Evidement.	Guérison en un mois.
120	Ollier.	Perret, thèse de Paris, 1876. Obs. IX, p. 18.	M.	22		Extr. inf. du tibia.	Trépanation.	Guérison complète.
121	Ollier.	Id., Obs. II, p. 43.	M.	34	19 ans	Tiers moyen du péroné.	Trépanation et évidement.	Guérison avec persistance du gonflement de l'os.
122	Ollier.	Id., Obs. III, p. 45.	F.	19	9	1er métacarpien.	Evidement.	Guérison.
123	Gosselin.	Nouveau dict. de méd. et de chir. pratiques, T. XXV, p. 356.	M.	18		Extr. inf. du tibia.		Guérison.
124	Gosselin.	Id., p. 356.	M.	16		Extr. inf. du tibia.	Evidement.	Guérison.
125	?	Pièce du musée Dupuytren, n° 292.				Extr. inf. du tibia.		
126	?	Id. n° 292, a.				Tiers sup. du tibia.		
127	S. Duplay.	Voir notre obs. VI, p. 131.	M.	26	10	Extr. sup. du tibia.	Evidement.	Guérison.
128	S. Duplay.	Voir notre obs. VII, p. 134.	M.	18	1 an	Seconde phalange de l'index.	Désarticulation.	Guérison.

V. — Observations douteuses.

N°	AUTEURS.	INDICAT. BIBLIOGR.	SEXE.	AGE.	DÉBUT.	SIÉGE.	TRAITEMENT.	RÉSULTAT.
120	Duverney.	Maladies des os, et Cruveilhier, thèse de Paris, 1865, p. 106.	M.				Evidement.	Soulàgement.
130	Meckren.	Obs. méd. chir, caput 72, p. 341, et Ed. Cruveilhier, thèse de Paris, 1865.	M.			Malléole.	Perforation de l'os en deux endroits.	
131	J.-L. Petit.	Maladies des os, art. Exostose et Carie, et Ed. Cruveilhier, thèse de Paris, 1865.					Trépanation.	
132	J.-L. Petit.	Id.	M.	15	3 ans	Partie moyenne du tibia.	Trépanation et évidement.	
133	Viricel.	Journal de Sédillot, t. XLVI, p. 116, et Cruveilhier, thèse de Paris, 1865, p. 107.				Partie supérieure et interne du tibia.	Trépanation.	
134	Viricel.	Id.				Partie supérieure et interne du tibia.	Trépanation.	
135	Hey (of Leeds)	Pratical observ. on Surgery, London, 1814, p. 26 et 37.	F.			Partie moyenne du tibia.	Trépanation.	Guérison.
136	B. Simons.	Carolina Journal of Med. Science and Agriculture, janvier 1825, et American Medical Recorder, 1826, obs. I.	M.			Tibia.	Trépanation et évidement.	Guérison.

Observations douteuses (*Suite.*)

N°	AUTEURS.	INDICAT. BIBLIOGR.	SEXE.	AGE.	DÉBUT.	SIÉGE.	TRAITEMENT.	RÉSULTAT.
137	B. Simons.	Id., obs. II.	M.			Tibia.	Trépanation et évidement.	Guérison.
138	B. Simons.	Id., obs. III.	M.			Tibia.	Trépanation.	Guérison.
139	B. Simons.	Id., obs. IV.	M			Extrém. sup. du tibia.	Trépanation et évidement.	Guérison.
140	B. Simons.	Id., obs. V.	M.			Extrém. sup. du tibia.	Trépanation.	Guérison.
141	B. Simons.	Id., obs. VI.	M.			Tibia.	Trépanation et évidement.	Guérison.
142	B. Simons.	Id., obs. VII.	M.			Tibia.	Trépanation et évidement.	Guérison.
143	Nélaton.	Path. ext., t. II, p. 196.	M.	12		Extrémité supérieure du tibia.		Mort par épuisement à la suite d'une arthrite suppurée.
144	Foucher.	Bull. de la Soc. anat., nov. 1853.	M.	70		Extrémité supérieure du tibia.		
145	Hutchinson.	Transactions of the Pathol. Soc. of London, t. VII, 1856, p. 314.	M.	9	1 an.	Extrémité supérieure du tibia.	Résection du genou.	
146	Hodge.	American Journ., of the Med. Sciences, t. 42, p. 446; 1861.	F.	64	40 ans	Tête du tibia.	Amputation de la cuisse.	Mort.

Observations douteuses. (*Suite.*)

N°	AUTEURS.	INDICAT. BIBLIOGR.	SEXE.	AGE.	DÉBUT.	SIÉGE.	TRAITEMENT.	RÉSULTAT.
147	Mollinier.	Bull. de la Soc. anat., p. 306, 1866.	M.	34	21 ? ans	Extrémité inférieure du fémur.	Amputation.	Mort.
148	Gosselin.	Naud, thèse de Paris, obs. 2, p. 84, 1868.	M.	19	5 ans	Malléole interne.	Trépanation et évidement.	Mort par pyohémie.
149	Th. Dowse.	Transactions of the Pathol. Soc. of London, vol. 23, p. 183, 1872.	M.	61	8 ans	Condyle interne du fémur		Mort par pyohémie.
150	Gosselin.	Bull. de l'Acad. de Méd., obs. 6, 5 octobre 1875.	F.	50	20 ans	Extrémité inférieure du fémur.	Amputation.	Mort par pyohémie.
151	Ollier.	Perret, thèse de Paris, obs. 3, p. 12, 1876.	M.	40	3 sem.	Extrémité inférieure du tibia.	Trépanation.	Guérison.
152	Ollier.	Perret, thèse de Paris, obs. 5, p. 14, 1876.	M.	23	10 ans.		Trépanation.	Disparition des douleurs Mort par pyohémie.
153	Ollier.	Perret, thèse de Paris, obs. 7, p. 17, 1876.	M.	58	4 ans	Extrémité supérieure du tibia.	Trépanation et évidement.	Soulagement immédiat; guérison lente.
154	Ollier.	Perret, thèse de Paris, obs. 9, p. 52, 1876.	F.	48	6 m.	Corps du tibia.	Sais. baln. aux Eaux Chaudes.	Disparition subite des douleurs.
155	Ollier.	Perret, thèse de Paris, obs. 11, p. 55, 1876.	F.	24	4 1/4 m.	Tiers inf. du tibia.	Trépanation.	Soulagement.
156	Deroyer.	Gaz. des Hôp., n° 31, p. 243, 1877.						

RÉSUMÉ.

1° Il est une forme d'ostéite, que nous avons désignée sous le nom d'ostéite douloureuse chronique qui, par son étiologie, ses symptômes, sa marche et sa durée, nous semble devoir être rapprochée des abcès douloureux des os et être décrite simplement comme un degré moins avancé de l'ostéite avec cavité purulente, p. 1-4.

2° Nous distinguons quatre périodes dans l'évolution des abcès douloureux des os : une première période, dans laquelle il ne s'agit que d'une ostéite chronique sans abcès (ostéite douloureuse chronique) ; une seconde période où l'abcès est complétement constitué ; une troisième période, pour les cas dans lesquels la collection purulente s'est modifiée (abcès à contenu séreux, abcès à contenu fongueux) ; enfin, une dernière et quatrième période, dans laquelle l'abcès est ouvert à l'extérieur (abcès fistuleux), p. 5-8.

3° En face de l'unanimité des auteurs à rapporter à Sir B. Benj. Brodie le mérite d'avoir, en quelque sorte, découvert les abcès des os et d'avoir le premier indiqué les signes qui servent à les reconnaître, nous croyons devoir rappeler qu'un chirurgien français, David, dès 1764, avait décrit cette affection et déclaré, en termes très-nets, que la trépanation est le moyen le plus sûr d'en obtenir la guérison, p. 11-13.

4° La période de croissance, comme cause prédisposante, joue un rôle des plus importants dans le développement des abcès douloureux des os. Cette affection est beaucoup plus fréquente chez les garçons que chez les filles, fait qu'on pourra chercher à expliquer peut-être par les fatigues exagérées auxquelles sont soumis certains jeunes gens. La scrofule, la syphilis, l'arthritisme sont étrangers au développement des abcès intra-osseux. Il est fort rare qu'un traumatisme en soit la cause originelle; c'est même une des caractéristiques de l'affection de se développer d'une façon spontanée ou tout au moins inconnue, p. 17-24.

5° L'ostéite douloureuse chronique est anatomiquement caractérisée par une inflammation osseuse circonscrite qui, condensante à la périphérie, raréfiante au centre, devient dans les cas d'abcès intra-osseux, suppurée en un point limité, p. 25-27.

6° Nous croyons devoir admettre, jusqu'à preuve contraire, trois siéges différents pour les abcès douloureux des os :

a. Des abcès développés dans l'extrémité de la diaphyse des os longs, en un point plus ou moins rapproché du cartilage de conjugaison (de beaucoup les plus fréquents).

b. Des abcès développés dans le canal médullaire (abcès qu'on peut considérer comme une affection distincte de celle que nous étudions, et décrire sous le nom d'ostéomyélite chronique suppurée).

c. Des abcès développés dans le tissu compacte du corps de la diaphyse, ou compris entre l'ancienne lame de tissu compacte et une couche de substance osseuse de nouvelle formation (peu fréquents), p. 27-32.

7° Tous les os du squelette peuvent devenir le siége de la lésion ; mais l'affection est surtout fréquente dans les grands os longs du squelette, particulièrement dans ceux des membres inférieurs et surtout le tibia, p. 32-33.

8° La rareté relative des abcès de l'extrémité supérieure du fémur peut s'expliquer peut-être par la difficulté du diagnostic des ostéites de cette région et leur facile confusion avec une coxalgie, p. 33-34.

9º Les abcès des os s'ouvrent ordinairement à l'extérieur par un trajet unique, p. 41-43.

10º Les trajets fistuleux peuvent s'aboucher dans l'articulation la plus voisine, p. 43-46.

11º Les abcès douloureux des os doivent être considérés comme une affection primitive du tissu osseux ; la formation des cavités intra-osseuses à contenu fongueux ou à contenu séreux, comme celle des véritables collections purulentes, peut s'expliquer par le processus ordinaire des ostéites subaiguë et chronique, p. 47-55.

12º La raison première du développement habituel de l'affection aux extrémités de la diaphyse d'un os long réside dans l'activité organique de cette région et dans les modifications incessantes qui s'y passent pendant la période de croissance, p. 55-57.

13º De même, la raison première du développement de quelques abcès dans le corps de la diaphyse réside peut-être dans un état de suractivité organique développée au niveau de la couche ostéogène sous-périostale, suractivité qui fait que le travail formateur de l'os dépasse les limites normales et prend les caractères d'une véritable inflammation, p. 58-59.

14º Certains abcès de date ancienne peuvent, en raison des lois d'accroissement du squelette, s'être éloignés peu à peu de l'extrémité de la diaphyse où ils avaient pris naissance, et s'être rapprochés plus ou moins de sa partie moyenne, p. 59.

15º Le début de l'affection n'est généralement pas nettement accusé. Elle est chronique d'emblée ; ce n'est que dans quelques cas assez rares qu'elle est précédée des phénomènes propres à l'ostéite aiguë.

Une fois la maladie confirmée, trois signes principaux dominent presque toute la scène : la douleur, le gonflement de l'os et la chronicité du mal, p. 60-61.

16º La douleur est généralement sourde et intermittente au début de l'affection ; plus tard, elle s'accuse de plus en plus et finit le plus souvent par devenir continue avec des exacerbations plus ou moins prononcées qui, se montrant surtout la nuit, privent les malades de sommeil. Elle augmente par la marche et la station verticale et peut devenir à tel point excessive, que le malade ne peut plus se livrer à une occupation sérieuse, p. 61-67.

17° A côté des douleurs spontanées, il existe souvent une sensibilité très-vive localisée en un point très-limité de l'os. Ce point hypéresthésique occupe presque toujours, soit la partie la plus saillante de la tuméfaction, soit un point où les téguments présentent quelque changement dans leur aspect extérieur, p. 67-68.

18° Le gonflement de l'os fait rarement défaut ; il se produit graduellement et peut porter sur toutes les faces de l'os ; généralement très-circonscrit, il est en même temps très-régulier et donne à l'os un aspect fusiforme, p. 68-70.

19° On a noté dans plusieurs observations un allongement du membre malade ; le raccourcissement paraît devoir être excessivement rare. Quelques observateurs ont signalé la luxation spontanée du tibia sur le péroné, p. 71-73.

20° L'extrémité osseuse malade offre souvent une élévation de température locale appréciable par un examen attentif, p. 73-74.

21° En dehors des abcès de voisinage qui se développent assez fréquemment dans le cours de l'affection, les téguments restent généralement sains. Cependant, dans nombre de cas, la peau était le siége de quelques altérations qui, par leur limitation très-circonscrite, ont pu donner une précieuse indication sur le point de l'os le plus convenable à trépaner, pour arriver sur le siége de l'abcès présumé, p. 74-76.

22° L'ouverture des abcès des os à l'extérieur permet quelquefois de faire pénétrer un stylet jusque dans la cavité intra-osseuse et d'en préciser le siége et l'étendue. L'orifice extérieur peut devenir le siége d'ouvertures et de fermetures alternatives.

L'ouverture spontanée des abcès est généralement suivie d'une diminution temporaire de la douleur, mais elle ne doit pas être considérée comme un acheminement sérieux vers la guérison, p. 76-78.

23° Bien que l'intégrité des articulations soit habituelle, il n'est pas très rare de les voir devenir le siége de lésions plus ou moins graves p. 78-79.

24° La marche est essentiellement chronique ; interrompue parfois par des rémissions de durée plus ou moins longue, l'affection s'accuse généralement par des phénomènes d'intensité graduellement croissante, p. 80.

25° La durée ne peut être appréciée d'une manière exacte puisqu'elle dépend de l'époque où le chirurgien intervient aussi peut-elle varier de quelques mois à un grand nombre d'années, p. 80-82.

26° La complication presque unique et de beaucoup la plus grave, consiste dans l'ouverture du foyer purulent dans l'articulation voisine, p. 83-86.

27° La terminaison la plus fréquente est l'ouverture de l'abcès à l'extérieur par un trajet fistuleux. Ce résultat ne se montre généralement qu'après de longues années de souffrances, et il est fort rare que cette ouverture soit suffisante pour permettre la guérison spontanée, p. 86-87.

28° En ayant toujours bien présents à l'esprit les symptômes fondamentaux des abcès douloureux des os, on arrivera le plus souvent à distinguer facilement cette affection des autres altérations osseuses qui pourraient présenter avec elle quelque analogie de symptômes et de marche : névralgie des os, douleurs ostéocopes, gommes périostales, douleurs de croissance, ostéo-périostite chronique, nécrose centrale, carie, dépôts tuberculeux, tumeurs des os, etc., p. 88-97.

29° Il est très-difficile, pour ne pas dire impossible, de distinguer, d'une manière certaine, au lit du malade, l'ostéite douloureuse chronique des abcès douloureux des os, p. 98-99.

30° Bien que les abcès des os ne compromettent presque jamais l'existence, ils constituent une affection très-sérieuse qu'il est urgent de traiter le plus tôt possible, par la trépanation ou l'évidement de l'os, p. 100.

31° Le seul traitement vraiment curatif des abcès douloureux des os consiste dans la trépanation de la partie osseuse malade, p. 101-120.

32° On peut avantageusement combiner la trépanation avec l'évidement, p. 113.

33° La trépanation peut amener un soulagement notable des douleurs et même la guérison de l'affection, alors même que s'adressant à un cas d'ostéite douloureuse chronique, elle n'ouvre aucun foyer purulent, p. 120.

BIBLIOGRAPHIE

DAVID. Mémoire sur les Abcès. In : *Prix de l'Académie de Chirurgie*, t. IV, p. 186, édit. Didot, 1764.

WILLIAM BROMFIELD. Abscesses in Medulla. In: *Chirurgical Observations*, vol. II, p. 7, London, 1773.

HEY (of Leeds). *Practical Observations on Surgery*, 3e édit., p. 26, 37, London, 1814.

THOMAS Y. SIMONS. Abscesses in Bones. In : *Carolina Journal of Medicine, Science and Agriculture* ; Charleston, S. C., janv. 1825.

SIR B. BENJ. BRODIE. On account of some cases of chronic Abscess of the Tibia. In : *Medico-chirurgical Transactions*, vol. XVII, p. 239, 1832.

MORVEN SMITH. On the Incision of the Periosteum and the Trephining of Bones, in certain purulent inflammations constituting the first stages of necrosis (travail analysé dans les *Archives générales de médecine*, février 1839, t. IV, p. 219).

ROBERT LISTON. *Practical Surgery*, p. 93, London, 1838.

ROBERT LISTON. Lecture on Diseases of the Bones and Joints. In : *London Lancet*, p. 284, 1843.

SIR B. BENJ. BRODIE. Lectures illustrative of various subjects in Pathology and Surgery, Lecture 21 th, p. 395, London, 1846.

BENDZ. Mémoire sur les Abcès des os. In : *Journal des Connaissances médico-chirurgicales*, t. I, p. 24; 1848 et *Jahrbericht der Gesammten Medizin.*

STANLEY (E.). Treatise on Diseases of the Bones, p. 62, Philadelphia, 1849.

EDWARD STANLEY. Diagnosis of Abscess of Bones. In : *Half Yearly Abstracts of the medical Sciences*, vol. XI, p. 100, 1850.

C. DENONVILLIERS et L. GOSSELIN. In : *Compendium de Chirurgie pratique*, t. II, p. 281, Paris, 1851.

HENRY LEE. *Pathological and Surgical Essays*, p. 52.

HENRY LEE. On suppuration in Bones with cases of Abscess in the tibia, successfully trephined. In : *London Journal of Medicine*, t. IV, p. 7, 1852.

HENRY LEE. On the Pathology and Treatment of some obscure cases of long continued Pain in Bone. In : *London Journal of Medicine*, t. IV, p. 884, 1852.

JOHN ERICHSEN. Clinical lecture on some diseases of Bones requiring the use of the Trephine. In : *The Lancet*, vol. II, p. 34, 1856.

SIR WILLIAM FERGUSSON. *Practical Surgery*, 4e édition, p. 449, London, 1857.

BROCA. *Bulletins de la Société de Chirurgie*, t. X, p. 187, Paris, 1859.

BROCA. Considérations sur les Abcès des Os. In : *Journal des Connaissances médicales et pharmaceutiques*, 20 nov., 1859.

BROCA. Osteitis. In : *Cyclopedia of Practical Surgery* (directed by William Costello), vol. III, p. 411.

SIR WILLIAM FERGUSSON. Leçons sur les Progrès de l'Anatomie et de la Chirurgie pendant le siècle actuel. In : *The Lancet*, juin 1864, et *London medical Times and Gazette*, janvier, 1852.

SAMUEL D. GROSS. A System of Surgery. T. II, p. 798. Philadelphia, 1864.

NÉLATON. Leçon clinique sur les Abcès des Os. In : *Journal des Praticiens* t. XXXVI, p. 17, 1865.

CH. HAWKINS. Œuvres de Sir B. Benj. Brodie, p. 378, Londres, 1865.

ED. CRUVEILHIER. Sur une forme spéciale d'Abcès des Os ou des Abcès douloureux des épiphyses. Thèse de Paris, n° 51, 1865.

R. VOLKMANN. Knochenabcess. In : *Handb. d. Allg. u. spec Chir. von Pitha und Billroth*. Bd. II, A. 2, L. I, p. 267. Erlangen, 1865.

E. FOLLIN. Abcès des Os. In : *Traité élémentaire de Pathologie externe*, t. II, p. 625, 1867.

SÉDILLOT. De l'Évidement sous-périosté des Os. Paris, 1867.

PAUL NAUD. D'une forme spéciale d'Ostéite ou Ostéite à Forme Névralgique, Thèse de Paris, n° 136, 1868.

L. RANVIER. De l'Ostéite. In : *Archives de Physiologie normale et pathologique*, t. I, p. 69, Paris, 1868.

TH. BILLROTH. *Eléments de Pathologie chirurgicale générale*. (Traduction par Culmann et Ch. Sengel), p. 508, Paris, 1868.

GEO. C. BLACKMANN. On certain points connected with the Pathology and Treatment of Abscess in Bone. In : *American Journal of the medical Sciences*, t. LVIII, p. 378, 1869.

T. HOLMES. *Chronic Abscesses of Bones*. In : *A System of Surgery*, 2e édition, t. III, p. 748, London, 1870.

SEZARY. De l'Ostéite chez les Enfants et les Adolescents. Thèse de Paris, 1870.

TH. MARKOE. Treatise on Diseases of the Bones, New-York, 1872.

WILLIAM SAVORY. Clinical lecture on a case of Abscess of the Tibia. In : *the Lancet*, vol. 1, p. 791, 1874.

FR. PONCET. Abcès des Os. In : *Nouveau Dictionnaire de Médecine et de Chirurgie pratiques*, art. *Jambe*, t. XIX, p. 481, 1874.

S. Duplay. Leçon clinique sur les Abcès Éphysaires du Tibia. In: *Tribune médicale*, p. 317, 4 avril 1875.

A. H. Marchand et A. Verneuil. Moelle des Os. In : *Dictionnaire encyclopédique des Sciences médicales*, t. IX, 2e série, p. 45, 1875.

Gosselin. Sur les Faux Abcès des os longs et sur l'Ostéite à Forme Névralgique qui les accompagne et les simule. In : *Bulletins de l'Académie de Médecine*, 5 oct., 1875, Paris.

Gosselin. Sur la Trépanation et l'Évidement des os longs dans les cas d'Ostéite à Forme Névralgique. In : *Comptes Rendus de l'Académie des Sciences*, Paris, 18 oct., 1875.

Perret Simon. De la Trépanation dans les Abcès des os et dans l'Ostéite à Forme Névralgique. Thèse de Paris, n° 160, 1876.

A. Jamain et F. Terrier. *Manuel de Pathologie chirurgicale*, 3e édition, p. 718, Paris, 1877.

L. Gosselin. Ostéite. In : *Nouveau Dictionnaire de Médecine et de Chirurgie pratiques*, t. XXV, p. 345, 1878.

S. Duplay. Sur une forme d'Ostéite suppurative. In : *Le Progrès médical*, p. 2, n° 1, 5 janv. 1878.

TABLE DES MATIÈRES

VERSAILLES, IMPRIMERIE CERF ET FILS, 59, RUE DUPLESSIS.

www.ingramcontent.com/pod-product-compliance
Ingram Content Group UK Ltd.
Pitfield, Milton Keynes, MK11 3LW, UK
UKHW021051200726
13857UKWH00003B/886